"运动即良药"系列

青少年常见伤病运动指南

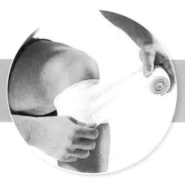

主编

庄 洁　田石榴

科学出版社

北 京

内容简介

本书基于青少年特定的年龄段的生理发育特点和规律，系统地阐述了运动对青少年生理和心理健康的有效促进作用，并聚焦于当下中国青少年常见疾病、常见运动损伤、常见营养症状三个突出问题。全书分为运动与青少年健康、青少年常见疾病、青少年常见运动损伤和青少年营养与健康四个章节。本书具有较强的针对性和推广价值，既可提升中小学体育工作者对青少年常见疾病的理论认识水平，又可通过书中介绍的科学方法指导青少年进行有效的预防与矫正，操作性强。

本书可供青少年及其家长、体育工作者参考、使用。

图书在版编目（CIP）数据

青少年常见伤病运动指南/庄洁，田石榴主编.—北京：
科学出版社，2018.1
（运动即良药系列）
ISBN 978-7-03-054780-4

Ⅰ.①青…　Ⅱ.①庄…②田…　Ⅲ.①运动性疾病—
损伤—防治—青少年读物　Ⅳ.① R873-49

中国版本图书馆 CIP 数据核字（2017）第 247736 号

责任编辑：朱　灵
责任印制：谭宏宇/封面设计：殷　靓

科 学 出 版 社 出版
北京东黄城根北街 16 号
邮政编码：100717
http://www.sciencep.com

苏州越洋印刷有限公司印刷
科学出版社发行　各地新华书店经销

*

2018 年 1 月第 一 版　开本：B5（720×1000）
2018 年 1 月第一次印刷　印张：4 ¼
字数：71 000
定价：32.00 元
（如有印装质量问题，我社负责调换）

"运动即良药"系列编委会

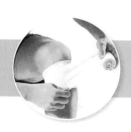

主　编
陈佩杰

副主编
吴雪萍

编　委
（按姓氏笔画排序）

马古兰丹姆　王　茹　王　艳　王雪强　史芙英

庄　洁　刘　静　吴雪萍　张　洁　张忠新

张晓玲　陆莉萍　陈佩杰　郑丹蘅　黄　卫

韩耀刚　曹蓓娟　董众鸣　谭晓缨　黎涌明

《青少年常见伤病运动指南》编写组

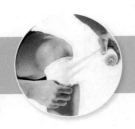

主　编

庄　洁　田石榴

编　委

罗春燕　方　慧　王俊宇

加强体育锻炼，惠及健康生活

（代序）

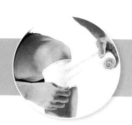

  进入 21 世纪以来，人们日益关注的健康问题已经上升为国家战略。2016 年 10 月 25 日，中共中央、国务院发布了《"健康中国 2030"规划纲要》（以下简称《纲要》），这是今后 15 年推进健康中国建设的行动纲领，要求把健康融入所有政策，全方位、全周期保障人民健康，大幅提高健康水平。在《纲要》中，共 34 次提到"体育"这一关键词，这是因为体育运动与健康有着息息相关的内在联系。

  "生命在于运动"，运动既是一门科学，也是一门艺术，更是一种健康的生活习惯，但并不是每一项运动都适合所有人，不同人群适宜的运动强度、运动时间也有所差异，不适宜的运动、运动不足或过度运动都有可能对健康造成损害。那么，究竟什么运动才适合自己？生了病也可以参加运动吗？

  我们常说，"良药苦口利于病"，但并不是所有的疾病都只能通过咽下苦不堪言的"良药"才能治愈，也不是咽下这口苦药就能药到病除。其实科学的运动处方也是一剂"良药"，而且还是一剂不用尝"苦"却具有显著效果的"良药"。那么，这"药方"该怎么开？我们自己能开吗？到底如何利用运动这剂"良药"来达到促进健康的目的呢？

  要解决这些问题，当务之急是找到"合适的运动素材"，具体来说有两点：一是所选的项目和运动器材适合自己的年龄段；二是所选的运动对防治自己年龄段常见疾病有针对性和防治效果。

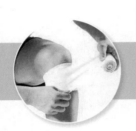

目前市面上有关体育锻炼的书籍虽然不少，但真正能够提供"合适的锻炼素材"的书籍仍比较缺乏。上海体育学院拥有许多具有较高科研水平和丰富教学经验的专家，他们均长期从事运动促进健康方面的研究，经验丰富，硕果累累。此次，学院专家们与科学出版社共同打造了这套"运动即良药"系列。

在编写过程中，我们不断摸索、调整，为青少年、中青年白领、老年人等不同人群分别设计运动方案，也介绍了羽毛球、游泳、广场舞等人们可普遍参与的专项运动；在努力形成统一风格以便读者阅读的同时，也尝试使用新的可视技术为读者提供更加直观的指导。

我们希望通过这套图书，能够更好地发挥运动的功能，为广大读者打开一扇通往健康生活的阳光之门。由于多种因素的制约，本套图书可能还存在有待改进之处，我们希望能够得到大家的鼓励和有益的评论，也欢迎广大读者实践后向我们反馈意见和建议，帮助我们把此项工作做得更好。

陈佩杰

2016 年 10 月

前　言

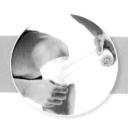

　　青少年是民族的希望、世界的未来，是关乎人类社会可持续发展的根本保证。青少年体育是我国体育事业的主要组成部分，也是当前我国学校体育发展的重要内容。从"阳光体育运动"的开展到《中共中央国务院关于加强青少年体育增强青少年体质的意见》的发布等具体措施来看，发展好青少年体育，既是提升我国体育事业整体发展水平、落实关心下一代工作的伟大工程，也是实现从"体育大国"迈向"体育强国"的重要战略选择。但随着课业负担的加重，青少年从事体育锻炼的时间仍较少，因缺乏锻炼产生的一些疾病在不同程度上影响着青少年的健康成长。除此之外，各级部门在不断推进青少年体育运动的同时，青少年运动创伤也逐渐成为制约其运动开展的主要因素之一。因此，对青少年常见的伤病进行针对性的指导显得愈发重要。

　　"Exercise is Medicine（运动即良医）"自美国运动医学学会提出开始，即得到了世界各地的推崇与支持。运动作为一项有益身心健康的活动方式，采用积极主动的方式，可以达到强健体魄、预防疾病的良好效果。青少年应以运动的方式促进身心的健康发展、预防疾病的发生，同时，还应掌握运动过程中伤病的预防、处置和锻炼的恢复方法。

　　本书共分为4章：第一章运动与青少年健康，由田石榴主笔；第二章青少年常见疾病，由罗春燕主笔；第三章青少年常见运动损伤，由王俊宇和庄洁主笔；第

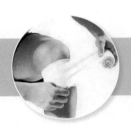

四章青少年营养与健康，由方慧主笔。全书由庄洁和田石榴做最终的修订与统稿。感谢吴卫兵、侯希贺、许庆为本书提供视频内容。

本书不仅可以作为指导青少年科学运动的参考用书，更可以作为青少年的科普读物。对青少年的运动健康促进有着积极的推动作用，经团队成员共同努力，以成此书，难免会有些许欠妥之处，敬请读者批评指正。在此感谢上海体育学院运动科学学院对本书撰写给予的大力支持；感谢编写团队每位编委的辛勤付出。

主　编

目　录

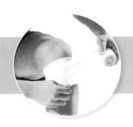

第三章　青少年常见运动损伤 · 23

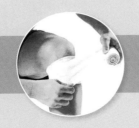

第一章
运动与青少年健康

　　每个青少年的生长发育都具有个性特征，他们的学习和运动应与其生长发育的规律相符才能相得益彰。正确认识和运用生长发育过程中的各种规律和特点，才能在身体和智力的发展方面取得事半功倍的效果。了解青少年生长发育的一般规律对家长和老师对青少年的指导具有积极的意义。

青少年生长发育的规律

一、体格生长发育

1. 生长发育的阶段性

　　青少年的生长发育是一个连续发展的过程，如孩子的体重和身高在不断地变化。从胎儿到青春期结束，体格发育经历了四个阶段。

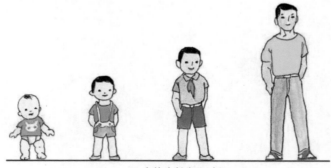

人体生长发育过程

　　（1）第一生长突增期：身长的突增从妊娠中期开始到1岁，胎儿出生后4～6个月的身长增长量占胎儿时期总增长量的50%，出生后第一年增长25厘米。体重的突增从妊娠晚期到1岁，其中妊娠晚期的增长量占妊娠期的

70%，胎儿出生后 4～6 个月，体重比出生时重 1 倍。

（2）相对稳定期：从 2 岁到青春期，持续生长，且生长速度稳定。

（3）第二生长突增期：即青春期，身高从之前的每年增长 5～10 厘米到每年增长 11～14 厘米，体重从每年增长 4～7 千克到每年增长 8～10 千克。

（4）生长停滞期：在第二生长突增期后，从青春期的中后期开始，身高的增长逐渐停滞，体重的增长速度也减慢。

2. 生长发育的程序性

生长发育的不同阶段，各系统的发育也有先后，有明显的程序性。

（1）头尾发展律：胎儿时期，头部的发育最快；婴儿时期，躯干的发育最快；幼儿时期，则是下肢的发育最快。

（2）近侧发展律：上肢的发育从近躯干部的肩部肌肉先发育，进而发展到上臂、前臂、手腕及手指远端的细小肌肉。

（3）向心律：身体各部位的形态发育顺序为下肢先于上肢、四肢先于躯干，表现出自下而上、自肢体的远端向中心躯干发育的规律。

3. 各系统发育不平衡性

在生长发育过程中，身体各组织和系统的生长模式有所不同，一般分为以下四种模式。

（1）一般型：指身体的肌肉、骨骼、血液、器官等，呈持续性生长，出现两次突增，青春期中后期的增长幅度减小，直到成熟。

（2）神经系统型：脑、脊柱、眼睛等，仅有一个突增期，且出现在 6 岁前。

（3）淋巴系统型：胸腺、淋巴结和淋巴组织等，在出生后的头 10 年迅速生长，12 岁左右达到成人的 200%，随后淋巴组织体积和重量下降，胸腺也逐渐萎缩。

（4）生殖系统型：出生后极少生长，从青春期开始迅速生长，在青春发育期，男子的睾丸和女子的卵巢在内分泌激素作用下迅速发育，同时，附属性器官也逐渐发育成熟。睾丸开始产生精子和分泌雄性激素；卵巢开始产生卵细胞和分泌雌激素。

二、体能发育

身体素质是指机体各器官和系统功能的综合表现，是人体在运动过程中所表现出的机能能力总称，主要有力量素质、速度素质、耐力素质、柔韧素质、灵敏素质、协调素质和平衡素质等。身体素质是运动技能的基础，在运动技能发展的同时也提高了身体素质，两者相辅相成。

美国总统健康与体育委员会将体能的指标体系划分为体成分、心肺耐力、柔韧性、肌力和肌耐力等方面，这是青少年维持健康、提高生活质量的基础。其在衡量体能发育的身体素质方面，也表现为不均衡性和阶段性。不同的体能指标在不同年龄的发展速度不同。

力量素质是指人体或某部位肌肉克服外力的能力，是人体功能能力在肌肉工作时的反映。速度素质是指人体快速运动的能力。耐力素质是指机体长时间进行肌肉工作的能力，包括有氧耐力和无氧耐力。柔韧素质是指关节进行大范围活动的能力。灵敏素质是指迅速协调并准确改变身体运动的能力。协调素质是指机体各个系统、部位、器官之间协同配合，完成技术动作的能力，是形成运动技术的重要基础。平衡素质是指机体抵抗破坏平衡的外力，以保持全身处于稳定状态的能力。

青少年的各项素质水平随年龄增长而增长的现象称为身体素质的自然增长。青春期身体素质水平自然增长的速度快且幅度最大；性成熟期结束时，身体素质水平的自然增长速度开始减慢。

不同年龄阶段的个体，各项身体素质水平增长的速度不同。身体素质的自然增长分为两个阶段，即增长阶段和稳定阶段。增长阶段是指身体素质水平不断递增的年龄阶段，包括快速增长阶段和缓慢增长阶段；稳定阶段是身体素质水平增长的速度明显减慢或停止，甚至下降的阶段。身体素质增长速度较快的年龄阶段称为素质发展的敏感期，青少年如果错过了敏感期，那么相应的身体素质的发展将很难达到理想水平。

此外，各项身体素质达到高峰的年龄因性别而不同。一般说来，男性在 19 ~ 22 岁达到最高峰，23 岁以后开始缓慢下降；女性在 11 ~ 14 岁出现第一个高峰，14 ~ 17 岁趋于停止或下降，在 18 岁开始回升，到 19 ~ 25 岁达到高

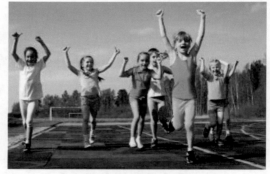

儿童青少年参加运动

峰，以后开始缓慢下降。

三、青少年主要身体素质的发展特点

1. 力量素质

力量素质分为绝对力量、相对力量、爆发力和肌耐力。

（1）绝对力量：发展可分为四个阶段。① 10～13 岁：力量增长的速度很快，特别是屈肌力量，绝对力量可增加 46%；② 13～15 岁：力量增长的速度明显减慢，绝对力量只增加 8%；③ 15～16 岁：力量有所增长，绝对力量增加 14%；④ 16～21 岁：绝对力量增长缓慢，只增长 6%，接近最大力量。10 岁之前，男生和女生的差异不大，增长速度较慢；11 岁起，男女生之间出现差异，男生增长速度明显加快，在 11～13 岁增长最快，18～25 岁增长缓慢，到 25 岁左右达到最大力量。

（2）相对力量：男生和女生的增长并不大，甚至在个别年龄阶段（12～14 岁）只增加 2%～3%。在青春期发育突增期间，肌力的发育也不均衡，四肢肌肉的发育早于躯干，躯干大肌群早于小肌群。

（3）爆发力：在儿童青少年时期，爆发力的发展相较于最大力量的发展，其发展得要更快和更早。男生、女生在 7～13 岁爆发力增长最快，13 岁以后，男女生差异越来越大，男生增长速度明显大于女生，16～17 岁开始下降。

（4）肌耐力：男生 7～17 岁时呈直线上升；女生 15 岁以前持续上升，但 15 岁以后会停止甚至下降。

2. 速度素质

速度素质分为反应速度、动作速度和周期性运动的位移速度。

（1）反应速度：6～12 岁开始大幅度提高，12 岁时达到第一个高峰点，在性发育阶段增长稍微减慢，20 岁左右达到第二个高峰点。

（2）动作速度：是指完成单个技术动作的快慢。其生理基础是：快肌体积及其百分比；肌力；肌肉组织兴奋性；条件反射的巩固程度。一般可采用动作时，即从动作开始到动作完成需要的时间来评价动作速度。

（3）周期性运动的位移速度：以跑步为例，影响跑速的因素是步频和步长。步频，7 岁开始自然增长，13 岁开始下降。在阻力较小时，步频取决于协调性。因此，协调性的最佳发展期是进行步频训练的最佳时期。

3. 协调素质

协调素质是集灵敏素质、速度素质、平衡素质、柔韧素质等多种身体素质为一体的综合素质，充分反映了中枢神经系统对肌肉活动的支配和调节功能。6～9岁时，是青少年的一般协调性发展的最佳时期，9～14岁是其专项协调性发展的最佳时期。青少年在13～15岁阶段，即青春发育期开始后的几年内，协调能力发展不稳定，这是由于心理及体内内分泌腺急剧变化所引起的。部分青少年在15岁时，协调性的发展就可达到高峰，即此时大脑皮质和延脑的中枢神经系统已发育成熟。

4. 耐力素质

耐力素质分为有氧耐力和无氧耐力两种。

有氧耐力水平的高低与氧的运输、肌肉组织用氧能力、遗传、年龄、性别及运动训练等因素有关。人体在进行有大量肌肉群参加的长时间运动的情况下，当心肺功能和肌肉利用氧的能力达到极限水平时，单位时间内所能摄取的氧量称为最大摄氧量（VO_{2max}）。最大摄氧量是反映人体有氧运动能力的重要指标，其值越大，有氧耐力水平越高。在运动的初期，人体主要通过改善心脏功能来提高最大摄氧量，而后期主要通过提高骨骼肌的用氧能力来改善最大摄氧量。最大摄氧量受遗传的影响大，受训练的影响小。人体摄氧量随着运动负荷递增而增加，当运动强度达到某一负荷时，血乳酸出现急剧增加的那一点称为乳酸阈，也称为无氧阈，它反映的是体内代谢方式由有氧代谢为主过渡到无氧代谢为主的临界点。无氧阈反映了青少年最大限度维持有氧代谢的能力。因此，用个体无氧阈可以更好地指导锻炼，可以制订合适强度的有氧耐力训练。

无氧耐力是指运动中人体通过无氧代谢途径提供能量进行运动的能力，影响无氧耐力的因素有能源物质的储备、肌糖原的含量、糖酵解酶的活性、调节能力及运动后恢复的代谢能力。高度的有氧耐力可以快速清除乳酸，增强肌糖原的贮量，因此高度发达的无氧耐力需要在有氧耐力的基础之上。无氧耐力的发展敏感期为15～16岁。男生在10岁时，耐力素质出现大幅度提高，13岁时出现第二次大幅度提高，15岁时进入性成熟期，耐力增长减慢，16岁时达到最高峰，17～18岁基本稳定；女生则在9岁时出现第一次大幅度提高，12岁时出现第二次大幅度提高，14岁时进入性成熟期，耐力水平逐渐下降，15～16岁时耐力水平下降最大，16岁以后下降幅度减慢。

5. 其他素质

柔韧素质、灵敏素质、协调素质在不同的发育阶段都有其快速发育期。

柔韧素质的敏感期较早，在 5 ~ 9 岁时，因此在儿童时期应着重注意柔韧素质的发展。在此阶段，柔韧素质会随着合理的训练得到较快的提高，应着重发展全身各部位的柔韧能力。在后期同样要注重柔韧能力的训练，可以减少运动损伤的产生。

灵敏素质的敏感期在 10 ~ 12 岁，灵敏素质的训练不宜过长，注意与其他素质练习交替进行。

协调素质的敏感期在 7 ~ 9 岁，在 19 岁左右达到最高水平。

运动对青少年健康的影响

运动是人类在发展过程中逐步开展起来的有意识地培养自身身体素质的各种活动，指在神经和神经体液的调节控制下，骨骼肌的舒缩活动而引起人体的活动。骨骼肌的舒缩牵拉骨骼围绕关节进行各种运动，而人体的感觉分析系统、心血管系统、内分泌系统、呼吸系统、血液系统、排泄系统等根据运动的不同

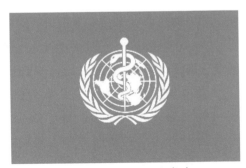

世界卫生组织（WHO）标志

需要进行相应的协调工作，以保证运动的需要。1995 年世界卫生组织（WHO）发表的《健康新地平线》，把人的生命进程分为生命的准备、生命的保护和晚

年生活质量三个阶段，根据各个阶段不同的健康需要，应实施相应的健康保护和健康促进行为。

生命准备阶段是指从胎儿进入青年期的整个过程，包括胎儿期、婴儿期（2～3岁）、幼儿期（4～6岁）、学龄儿童期（7～12岁）、少年期（13～17岁）、青春期（18～25岁）等。生命准备阶段是人生最初的阶段，也是发展体育锻炼的关键时期。

青少年正处在生长发育时期，对外界环境的适应能力和免疫能力较差，易患疾病。普及青少年时期的各类常见病的知识，掌握预防疾病的技能，注重青少年时期的运动和营养，对增强青少年身体素质，提高青少年体能水平是极为重要的。

运动已成为青少年个体身心发展的重要因素，要提高青少年自身适应环境变化的能力，就必须进行运动。人体对运动所产生的适应性变化也具有整体性特征。运动可以使全身所有的系统、器官产生相应的适应性变化。机体根据运动强度、运动持续时间、运动专项特点及训练的方式，产生与之相适应的一系列适应性变化。在运动过程中，体力消耗，身体产能增加、新陈代谢加快，在合理营养的支持下，可以有效地促进青少年生长发育。

一、运动对骨骼和肌肉的影响

运动可以使骨骼肌变粗、变长，全身肌肉的重量随年龄的增长而增加。以全身肌肉重量占全身重量的百分率计算，新生儿为20%，5岁为35%，10岁为37%，14岁男孩和13岁女孩分别为42%和39%，成年男子和成年女子分别为40%和35%。肌肉的生长在学龄前期和青春期有两次突增，男孩的增长更加明显，自青春期开始，男孩的肌肉力量显著超过女孩。

青少年的骨骼处于生长发育的高峰期，特点为软骨成分较多、水分多、有机物质多、无机盐少、骨密质少，因此骨富有弹性而坚固不足，表现为不易骨折但易弯曲和变形。随着年龄的增加，骨的无机盐成分增多、水分减少，使得骨弹性下降，坚固性加强。

运动对骨骼发育的正向作用显著。处于生长发育突增阶段的学龄儿童和青少年，应多做跳、跑、蹲、腾等动作，可以刺激骨骺的微循环，促进钙、磷元素在骨骼中沉积，有助于骨骼发育，身高得到增长。青春期后期，多做单杠悬垂、伸展、跳跃等仍然有助于身高的增长。在骨骼增长的同时，运动也有助于骨骼增粗、骨皮质增厚及骨密度增加，还会使骨径变粗，骨面肌肉附着处明显突起，骨小梁的排列依张力和压力的变化更加清晰而有规律，有效增加峰值骨量。此外，运动使骨更加粗壮和坚固，可提高骨的抗折、抗压缩和抗扭转等方面性能。青少年的骨盆处在生长发育高峰，脊柱的生理弯曲较小，缓冲作用弱，若在坚硬的地面上反复进行跑跳练习，可能会对下肢骨的骨化点产生过大、过频繁的刺激，从而导致骨化过早出现和骺软骨损伤，影响骨的正常生长发育。因此在进行跑跳练习时，应注意练习时间和练习强度，避免过多地从高处跳下，避免骨盆变形。

在青少年的生长发育过程中，建立正确的身体形态特别重要。因此，运动过程中要注意培养他们的坐、立、行走的姿势，并预防脊柱、胸廓、骨盆和下肢的变形，同时在日常生活中加以巩固。有些运动项目使肢体负担非对称性的负荷，如乒乓球、羽毛球、投掷、跳跃等，还有一些运动项目要求身体形态长期保持在一个姿势，如自行车、射击等，这些运动都容易造成肢体发展得不均衡及脊柱的变形。在运动过程中，应注意青少年身体各部分的全面发展，尤其是对侧肢的锻炼。

青少年的肌肉含水分较多，蛋白质、脂肪和无机盐少，因此，肌肉的收缩能力弱，耐力差，易疲劳。随着年龄的增加，肌肉中的有机物增多、水分减少，肌肉质量不断增加，肌力也相应增加。运动促进了肌肉组织的血液循环，提高肌肉组织的新陈代谢，促进肌纤维变长变粗，使肌肉的体积增大、重量增加，肌肉变得有弹性，相应的肌力和耐力都得到增强。12～15岁是青少年肌肉的生长和力量发展最快的时期，此时可采用较轻的负重练习以发展肌肉力量，注意负重不宜过重，次数不宜过多，练习时间不宜过长，避免影响下肢发育，出现腿变形、足弓下降、下肢过早骨化等情况，从而影响身高。

在运动中选择合适的练习方式、合理的负荷也尤其重要，要根据青少年的肌肉力量发展的规律安排训练，注意神经肌肉系统的训练，提高机体的协调能力，提高肌肉对运动的感觉，培养对运动的节奏感。

二、运动对心肺功能的影响

青少年的胸廓较小，呼吸肌力量较弱，呼吸表浅，肺活量小，呼吸道也

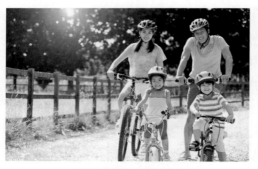

儿童青少年进行户外运动

比成人狭小，呼吸道上皮薄，血管丰富，易被感染，引发呼吸道炎症。青少年肺的分化过程大约在 7 岁基本完成，在此之前肺活量的增长缓慢。8～9 岁，由于肺泡数量增加，肺泡直径增大，肺弹性组织增加，使得肺活量快速增长，在性成熟期达到高峰。青少年经常进行运动，可明显提高呼吸能力。特别是多进行耐力运动，有利于机体的循环系统发展。此外，运动对机体心血管发育也起到促进作用，表现为心肌收缩力增强、心输出量增加、心脏容积增大、最大耗氧量增加和窦性心率徐缓。

青少年在运动过程中，还应注意呼吸卫生，采用鼻呼吸的方式。若用鼻呼吸不能满足身体需要，可同时用口、鼻呼吸，有意识地加大呼吸的深度，特别是腹式呼吸的深度，使膈肌的运动幅度加大，这样既增加了呼吸深度，又对胃肠道起按摩作用，可促进消化和吸收。同时，呼吸要注意与运动的配合，在周期性的运动项目中，如跑步、游泳、划船等，要保持合理的呼吸节奏。

三、运动对神经系统的影响

人体是由不同的器官和系统组成的，人体所处的内、外环境是不断变化的。通过调节系统对环境的变化，迅速做出反应，使机体适应环境。神经系统是控制和协调全身各项功能活动的重要调节系统，在神经系统的控制下，人体能够维持正常的姿势，完成各种运动动作。

神经系统不仅控制机体的运动，还使个体具有学习和记忆的能力。学习是指人依赖于经验来改变自身行为以适应环境的神经活动过程，记忆是指大脑将信息储存和读出的神经活动过程。通过感觉器官进入大脑的信息量

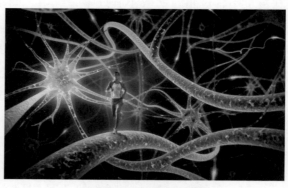

机体的运动受神经系统控制

非常大，但只有约 10% 的信息能被长期储存、记忆，大部分被遗忘。能被长期储存的信息不仅是对个体具有重要意义的，也是反复作用的信息。神经元活动的后作用是记忆的基础，在神经系统中，神经元之间形成许多环路联系，环路的连续活动也是记忆的一种形式。从青春期到成年期，神经系统仍然在不断发育，小脑持续发育至青春晚期，小脑通过大脑—小脑连接回路与大脑皮质相连，促进运动能力和心理能力的提高。

在不同的发育阶段安排适宜的运动，有助于促进青少年神经系统的发育。系统的运动对神经系统能产生良好的影响，可提高神经系统的灵活性、协调性、准确性及综合分析能力，从而提高运动中身体的协调素质、灵敏素质和耐力素质。同时，运动能够保障大脑获得充足供能和氧气，保证其有充足的营养和能量。运动可提高神经系统强度，使大脑皮质的兴奋性提高，有助于青少年集中注意力。

运动和学习交替进行，不仅能够促进思维和智力的发展，还有利于消除神经紧张和脑力疲劳，有利于提高学习效率。在学习负担较重的情况下，适宜的运动也是一种休息，能够缓解因疲劳所导致的视力和听觉的下降，保证时刻有敏捷的思维。

四、运动对内分泌、免疫功能的影响

内分泌系统对青少年的生长发育起重要作用。内分泌系统的内分泌腺有垂体、松果体、肾上腺、甲状腺、胸腺、胰腺和性腺，影响生长发育的腺体主要有垂体、肾上腺、甲状腺和性腺等。垂体在出生时已经开始发育，4 岁前和青春期生长最迅速，功能最活跃。垂体分泌的生长激素是促进生长发育的最重要的激素。肾上腺皮质所分泌的雄激素与性发育有关。甲状腺在出生时已经形成，14 ~ 15 岁发育最快，生理功能达高峰，对骨的生长发育、骨化、牙齿的生长、面部外形和身体比例起广泛作用。

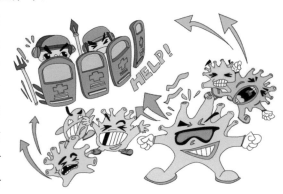

人体的免疫力的抵抗作用

运动可使一些激素分泌增加，如生长激素和糖皮质激素。在运动时，血清中的雄激素含量也增加，它可协同生长激素加速青春期的生长，如经常进行运动的人的身高要高于那些不运动或运动少的人。运动还促进非特异性免疫功能增加，表现为运动时白细胞数量增加，中性粒细胞吞噬作用加强。青少年经常进行运动，能增强免疫力，还能促进胃肠蠕动，增强胃肠消化能力，从而使消化系统的血液循环能力增强，促进营养吸收。

五、运动对心理健康的影响

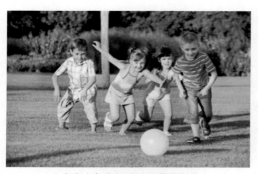
儿童青少年参加活动可获得高兴、
愉快等情绪体验

青少年时期是发展身体素质、智力和心理的关键时期。科学的运动不仅可以增强体质、改善健康状况，更能激发青少年的求知欲，使青少年培养良好的情感体系，形成顽强的意志品质和富有责任感。

青少年自身的特点决定了他们参加的运动项目具有多样性、多变性、竞争性和娱乐性等特点，在运动过程中所获得的高兴、愉快、兴奋、激动、紧张和焦虑等情绪体验，最终对他们的情感发展产生重大影响。此外，运动可显著降低抑郁和焦虑水平。运动对青少年的意志品质的发展也有良好影响，有助于形成良好的自我概念，建立良好的人际关系，提高智力，消除疲劳，治疗心理疾病等。

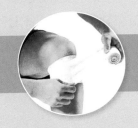

第二章
青少年常见疾病

　　改革开放以来，我国青少年的疾病谱发生了较大改变。早在 20 世纪 90 年代初，国务院颁布的《学校卫生工作条例》中指出需要重点进行群体预防和矫治的青少年健康问题，主要包括近视、弱视、沙眼、龋齿、营养不良、贫血、脊柱弯曲异常等。通过多年来全社会及各相关部门的共同努力，其中大部分疾病的发病率已经大幅下降。然而，伴随时代的发展，近年来人民的物质生活水平不断提升，膳食结构的西化和生活方式的改变，使青少年群体中又出现了一系列新的健康问题，如超重与肥胖发病率显著上升、成年期疾病日趋低龄化、性早熟等，尤其在经济较发达的地区，此类问题更为突出，成为当下青少年健康领域所面临的全新挑战。本章将主要聚焦现阶段青少年群体中较为突出、典型的健康问题，进行介绍和分析。

常 见 疾 病

一、视力下降

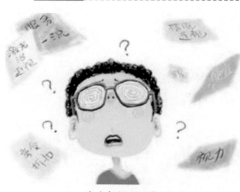

青少年视力不良

视力低下是指采用远视力表（对数视力表）站在 5 米远处检查时，裸眼视力低于 5.0。视力不良包括远视、近视和其他眼病（如散光和其他屈光不正、弱视等），在学生视力不良中，近视占绝大多数。视力不良（尤其是近视）是损害青少年的最常见眼病，以往主要关注的是其带来的即刻影响（如损害身心健康、学习和工作能力的降低）；近年来开始关注由视力不良造成的各种深远危害，如玻璃体浑浊、视网膜脱落、弱视、白内障、青光眼，甚至致盲。据统计，由近视导致的眼盲仅次于白内障，居第二位。青少年可通过以下这些运动预防和改善视力情况。

1. 中长跑

在户外进行运动，明媚的阳光、绿色的草地，能加速眼球、眼肌、视神经的营养物质和氧气的供应，有效地缓解眼睛疲劳。在中长跑过程中，眼球也在随之运动，随着眼球的来回移动，晶状体不断调节屈光度，使得晶状体和睫状肌及周围的韧带、肌肉群的收缩力和弹性也随之增强。同时，也保持眼肌力平衡，缓解睫状肌的紧张，这对假性近视的改善尤其重要。

2. 乒乓球、羽毛球

在乒乓球和羽毛球运动项目中，球时刻在高速运转，并且每个球的速度、旋转及线路都不相同，这就要求青少年必须不断地调整自己与球之间的位置。而在击球过程中，眼睛必须紧盯来球，以便做出正确的判断，而眼睛在看到处于不同距离的物体时也在不断调整，从而使睫状肌的舒张和收缩不断交替进行，这对改善睫状肌的收缩和舒张能力是非常有效的，从而在一定程度上能够预防青少年近视的发生。

3. 网球

网球运动与乒乓球运动相比，在预防视力退化上具有更多的优势，主要体现在以下几方面。

（1）网球通常在户外进行，青少年在室外绿色草坪上或田野中运动时，视野开阔。只要眼睛在运动，都能促使睫状肌不断运动，可起到视力保护的作用。

（2）蓝天、白云、阳光等环境因素可以调节青少年的身心，促进眼睛的健康发展。场地外一般被树木环绕，多看绿色对眼睛有益，因为绿色的波长较短，成像在视网膜之前，可以放松眼球的调节功能，让眼睛的睫状肌得到休息，缓解眼睛疲劳。另外，绿色对光的吸收和反射程度都比较适中，对视网膜的刺激较少。

（3）场地周围有花草树木，多样的颜色有助于视觉的调节。场地内的器材颜色（比如翠绿的网球等）、服装的颜色同样对视觉的调节具有积极的作用。

（4）日常阅读、用电脑、看电视时，主要使用"中心视力"；而看鸟或风筝时，鸟儿从四面八方飞来或风筝不断移动，增加了青少年使用"周边视力"的机会，眼球需要迅速变换焦距，这对锻炼眼睛、消除疲劳有很大好处。同时，由于眼球向上看远处某一定点，也有助松弛眼内肌肉，令睫状肌得到休息。

二、单纯性肥胖

目前，青少年超重与肥胖已经成为一个全球性的公共卫生问题。绝大部分的青少年肥胖属于单纯性肥胖，是一种能量过剩、脂肪组织过度积聚的营养障碍性疾病。青少年肥胖是成年期肥胖的基础，更是成年期疾病的主要危险因素之一。肥胖的发生与个体的遗传特征、生活行为方式以及社会文化因素等均有密切联系，这些因素之间动态、复杂的交互关系在个体超重与肥胖发生过程中起着至关重要的作用。与此同时，因青少年期超重、肥胖导致成年期疾病的低龄化趋势也是不容忽视的问题。成年期疾病包括高脂血症与动脉粥样硬化、冠心病、原发性高血压、糖尿病、恶性肿瘤等，这些疾病具有个体成年后易患，而在青少年时期开始预防具有积极意义的特点。作为一类与生活方式密切相关的慢性疾病，成年期疾病起病隐匿，虽然临床表现大多出现在成年期后，但其危险因素往往自幼形成，靶器官的病理改变从青少年时期就已经开始，是青少年时期隐患的暴露或疾病的延续。

1. 肥胖的筛查和诊断

一些传统的筛查超重和肥胖的方法迄今仍在应用，主要有以下方面。

（1）目测法：由专家（或专家组）通过直接观察个体，判断是否肥胖、程度如何。

（2）身高标准体重法：由 WHO 推荐使用，20 世纪 80 年代后，体重指数（Body Mass Index，简称 BMI）备受国内外学者青睐，指标简便易测，在不同性别、年龄、成熟度、身材等方面都有良好的分辨度。由 BMI 标准筛出的肥胖者根据全身脂肪组织分布分为两类：一类脂肪较多堆积在内脏尤其腹部，称"中心型肥胖"（或"向心型肥胖""腹型肥胖"）；另一类脂肪较匀称分布于全身包括肢体的，称"外周型肥胖"；两者可利用腰围大小来区分。

（3）体脂率为核心指标：体重 = 体脂量 + 去脂体重，体脂量占体重的百分比即为体脂率，用来评价肥胖程度。测量体脂率常用的方法有：生物电阻抗法、双能 X 线吸收法和皮褶厚度法。

三、青少年脊柱侧弯

青少年脊柱侧弯是危害我国青少年的常见病、多发病。发生脊柱侧弯的原因很多，有先天性、特发性、神经肌肉性和功能性脊柱侧弯等，青少年脊柱侧弯通常在青春发育前期发病，青春发育期进展很快，男孩和女孩发病概率相等，但女孩的脊柱侧弯弧度容易加重。脊柱侧弯常常会对患者产生生理和心理两方面的影响。对脊柱本身而言，侧弯会引起脊柱本身和脊柱两侧的受力不平衡，影响青少年的身高发育，出现腰背疼痛的症状，甚至在凹侧产生骨刺，压迫脊髓或神经，引起截瘫或椎管狭窄。

1. 引起青少年脊柱侧弯的因素

（1）由于脊髓灰质炎、神经纤维瘤、脊髓空洞症、大脑性瘫痪等使肌肉的张力不平衡所致脊柱侧弯。患者发病年龄愈小，弯曲畸形也愈严重。

（2）幼年患化脓性或结核性胸膜炎，患肋胸膜过度增厚并发生挛缩；或在儿童期施行胸廓成形术，扰乱了脊椎在发育期间的平衡，均可引起脊柱侧弯。

（3）骨质疏松性脊柱侧弯：骨质疏松椎骨变形，从而椎骨间隙不等宽，会造成脊柱弯曲。

（4）营养不良性脊柱侧弯：由于维生素 D 缺乏而产生佝偻病的小儿亦可出现脊柱侧弯。

（5）由某种不正确姿势引起，常在学龄期儿童发现。这类脊柱弯曲畸形并不严重，当患者平卧或用双手拉住单杠悬吊时，畸形可自动消失。

2. 青少年脊柱侧弯的症状

体格检查可发现脊柱侧弯，呈"S"形、背部的一侧局限性隆起。由于脊柱的侧凸，严重者可以引起胸背部或腰背部明显的不对称，并可有剃刀背和胸廓畸形。轻者可以通过前屈试验加以检查，该试验是诊断特发性脊柱侧弯的重要方法，受检查者站立，双手平齐向前弯腰，检查者在前方观察其背部两侧是否对称，如果有脊柱侧弯，则背部两侧不对称。对于脊柱侧弯较明显的青少年患者，可发现两侧肩胛有高低，不在同一个平面；一侧后背隆起，腰部一侧有皱褶；一侧髋部比另一侧高；两侧下肢不等长等。通常来说，女孩会出现双乳发育不对称，穿裙子时会有两侧裙摆不对称的现象。

3. 青少年脊柱侧弯的运动锻炼方法

一般来说，诊断为脊柱侧弯的患者，侧弯程度都在 10°以上。轻度脊柱侧弯患者，一般建议坚持进行自我锻炼，具体锻炼方法有以下几种。

（1）吊单杠：是比较普遍的脊柱侧弯自我矫形方法。具体方法是悬吊，然后进行引体向上，连续做 10 个以上，循序渐进。

（2）仰卧起坐和俯卧撑：能够加强肌肉力量，每天可以坚持做 50 ~ 100 个。

（3）游泳：这项运动可以把全身的肌肉调动起来，加强肌肉力量。

四、青少年缺铁性贫血

中度以上贫血者症状较典型：面色萎黄、苍白，身体消瘦，精神疲惫，肌肉无力，指甲泛白，匙状甲等。目前我国青少年贫血者大多属于轻度，表面症状较轻，不易引起注意。但大量研究证明，即便是轻度贫血（包括边缘性贫血），对机体也会产生不良影响。主要影响包括：①阻碍生长发育；②体力活动能力下降；③影响认知和智力发展，行为异常；④免疫功能下降。

青少年的健身运动处方

一、运动处方概念

人体的运动是在一定环境条件下完成有目的的肌肉活动，既消耗了能量，改变了内环境，又导致局部组织、呼吸循环及调节机能的机能改变。在运动过程中，先是机能的改变然后是结构的改变。因此，在运动过程中采用的负荷要超过原有的水平，超过的负荷越多，机体反应越强烈，锻炼效果越好。但是，由于青少年生长发育的特殊性，心血管系统在剧烈运动中的发展能力有限，因此，在安排运动负荷时，原则是运动强度较小，密度小，间歇次数较多，练习时间短。长时间、强度过大的运动以及消耗过大的耐力运动，都不适合青少年。13～14岁以后的青少年的心血管机能逐渐接近于成年人，对运动负荷的承受力较大，在适当的范围内，可根据个体差异调整运动负荷。注意个体差异是安排青少年心肺耐力训练的重要之处。

青少年运动时，应根据动作的结构、节奏和用力情况，运用合理的呼吸方法，注意呼吸卫生，避免憋气。因为在憋气时，胸腹腔的压力升高，回心血量减少，心输出量下降，不利于心脏工作。

运动处方或者康复疗法的运动处方，是一种个体化、针对性强的运动程序，常辅以其他治疗方法，如药物、营养、心理或物理、化学疗法。由运动医师根据个人的健康和身体机能状况，根据运动目的要求，开出适合个人的运动方式，包括运动项目、运动强度、运动时间和频率。这如同临床医生根据病人的病情开出不同的药物和不同的用量的处方一样，故称运动处方。但两者的不同在于：一是目的不同，前者是用来提高体适能、促进健康和预防疾患的，后者是用来治疗疾病。二是终点不同，临床药物处方在病人痊愈后即停止使用；而运动处方，为了获得健康和体适能的功效，可以在整个人生中都持续进行适当的运动。两者的相同之处是，都必须具有科学性、针对性、有效性和安全性。

通过有针对性的运动处方，在运动医师的指导下，进行适宜运动，对维持终身健康和运动能力有良好的预防作用。运动处方的目的是用于加强、保持或恢复健康和体能，通常它需要专业人员根据锻炼者的健康状况、运动适应能力和锻炼的目的而制订。

在制订运动处方时，应考虑到青少年活泼好动的特性，安排内容和形式多变的运动项目，如游戏和小型比赛都是较常用的项目。青少年的注意力不能持久，大脑皮质神经细胞分化尚不完善，神经系统的分析综合能力较成年人差，小肌肉发展较迟。因此，在运动过程中，安排较多的间歇，多采用直观的教学和示范，运用多模仿的练习方法，一方面培养他们的思维和综合分析能力，促进神经系统的发展，另一方面为后期发展精细技术动作作准备。

二、青少年不同阶段的运动特征

11～12岁是青少年心肺耐力发展的高峰期，在青春期的开始阶段，运动

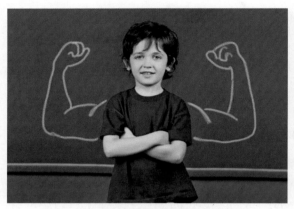
运动有助于青少年生长发育

主要以增强心肺功能为主，辅以速度和灵敏性的练习，如跳绳、短跑、游泳、武术、体操等，并加以力量练习，如仰卧起坐等。

13～14岁是青少年体重增长最快速的时期，神经系统发育较为完善，但神经系统对运动系统的调节能力有所下降，内脏器官的发育跟不上机体生长发育的速度，训练可多采用提高心肺耐力和力量练习相结合的运动方式。同时要注意到，该年龄段的青少年心理发育慢于躯体发育，需要进行心理教育。在身体机能评定时，可进行心肺耐力的专业测定，也可以开始进行专业化的运动员选材。

15～16岁是青少年身高、体重基本发育成熟的时期，提高力量和耐力的运动均有助于提高青少年的心肺耐力，同时可加强力量训练，如单双杠、举重、哑铃、实心球等运动，但运动持续时间不宜过长，运动强度可适当降低。

17～18岁的青少年的身体发育已经接近于成人，可以参加各种体育活动，运动量可略低于成年人。

虽然此期的青少年的心肺功能在逐步提高，但相对来说还是比较弱，特别是无氧能力不足，因此，在进行耐力训练时，应强调循序渐进，逐步地加大运动量和运动强度。在力量练习上也应该注意循序渐进，多做中小重量的力量练习，少做大强度的超负荷的力量训练，负荷过大，可能导致青少年的骨骼畸形，严重的还会影响到身高体重。

青少年参加体育运动有助于促进身心全面健康发展，应进行科学合理的训练，但因过度训练、早期专项化训练所引起的身体过度使用、身体损伤的情况仍然不容忽视。现在由于专项化训练的提前，很多青少年运动员在提高专项成绩的同时，增加了运动损伤的风险。产生运动损伤的风险有很多，但早期专项化训练是其中最重要的因素之一。例如，5～14岁的青少年常出现踝关节和膝关节的损伤，还可能出现下背部的疼痛、急慢性腰肌损伤等。

三、青少年常用的运动处方

1. 青少年长高的运动处方

（1）运动项目：慢跑、单杠悬垂、纵跳、摸高、拉伸躯干。

（2）运动强度：运动心率控制范围为 120 ~ 140 次 / 分。

（3）运动时间与负荷：

• 慢跑：18 ~ 20 分钟。

• 单杠悬垂：尽量放松身体，两组不带负荷（每组 20 秒）。一组带 5 ~ 10 千克负荷（腿部负重）。

• 纵跳、摸高：双腿跳、单腿跳各两组，每组 10 次，组间间歇 5 ~ 8 秒，换腿间歇 4 ~ 5 秒。要全力起跳，尽力跳高。

• 押拉躯干：请同伴帮助，一人抓住双手，另一人抓住双脚，两人同时向相反方向轻轻拉伸躯干，连续 2 ~ 3 次，每次 15 ~ 20 秒。

（4）运动频率：早、晚各 1 次；有多余时间和条件者，还应经常进行游泳、篮球等运动。

（5）注意事项：

• 按时就寝保证睡眠充足。

• 完善营养，要有足够蛋白质、脂肪、糖类。

• 忌烟酒。

• 充足日照，促进钙、磷的吸收。

• 训练需循序渐进，不可操之过急。

• 运动时注意着装。

2. 青少年骨骼健康的运动处方

（1）运动项目：承重耐力活动（乒乓球、爬楼梯、间歇性走路）、包括跳高在内的活动（排球、篮球）和抗阻运动（负重抓举等）。

（2）运动强度：根据骨所能够负担的力量从中等强度到高强度。

（3）运动时间：针对大肌群锻炼的跑跳、负重和抗阻训练 30 ~ 60 分钟。

（4）运动频率：每周 3 ~ 5 次负重耐力训练；每周 2 ~ 3 次抗阻训练。

（5）注意事项：

• 按时就寝睡眠充足。

• 完善营养，要有足够蛋白质、脂肪、糖类。

- 忌烟酒。
- 充足日照，促进钙、磷的吸收。
- 训练需循序渐进，并不可操之过急。
- 运动时注意着装。

3. 青少年减肥的运动处方

（1）运动项目：慢跑、竞走、接力跑、跳绳、结合走跑、球跑（踢球）的各种游戏，有条件可在室内的步行车或活动平板上运动。

（2）运动强度：超重或肥胖的青少年由于自身的体重大、心肺功能差，运动强度不宜过大。以心率为标准，运动时应达到个人最高心率的 60% ～ 70%，开始运动时心率可稍低些，如 100 ～ 110 次 / 分。以耗氧量为指标，一般以个人最大耗氧量的 50% ～ 60% 作为有氧运动强度。

（3）运动时间：根据超重或肥胖青少年的肥胖程度，预期减肥要求，以及适宜的运动强度和频率，来安排运动的持续时间，从数月至数年不等。每次运动的时间不应少于 30 分钟。运动前应进行 10 ～ 15 分钟的准备活动，运动后应进行 5 ～ 10 分钟的整理活动。此外，选择运动时机也很重要，由于机体的生物节律周期性变化，参加同样的运动，下午和晚间比上午多消耗 20% 的能量，晚餐前 2 小时进行运动锻炼比其他时间更能有效地减少脂肪。

（4）运动频率：对超重或肥胖青少年进行运动减肥，一是要减掉现在体内的脂肪；二是要培养其长期坚持运动的良好习惯，以致成年后能够维持理想的体重。一般每周锻炼 3 ～ 4 次为宜，适当的运动频率不会使超重或肥胖青少年对运动产生厌恶或害怕的心理而中止运动。

（5）注意事项：

- 最好在晚餐前 2 小时或晚饭后半小时进行各种游戏和运动。
- 青少年好奇心强、忍耐力差，应不断变换运动形式，以满足青少年好奇心。
- 若有家长陪同，可以更好地帮助青少年养成运动的良好习惯，持之以恒。

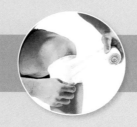

第三章
青少年常见运动损伤

运动损伤概论

一、运动损伤概述

1. 损伤修复

损伤造成机体部分细胞和组织丧失后，机体对所形成的缺损进行修补恢复的过程称为修复。修复后可完全或部分恢复原组织的结构和功能。由损伤周围的同种细胞来修复，称为再生，如果完全恢复了原组织的结构和功能，则称完全再生。如皮肤和骨组织，再生能力较强。由纤维结缔组织来修复，称为纤维性修复（也称瘢痕修复）。常见于再生能力弱或缺乏再生能力的组织，当其发生缺损时，不能通过原来组织再生修复，而是由肉芽组织填补，之后形成瘢痕，如肌肉拉伤后的修复。在多数情况下，上述两种修复过程常同时存在。

2. 创伤愈合

创伤愈合是指机体遭受外力作用，皮肤等组织出现离断或缺损后的愈复过程，包括各种组织再生、肉芽组织的增生及瘢痕形成的复杂组合，表现出各种过程的协同作用。最轻度的创伤仅限于皮肤表皮层，稍重者有皮肤和皮下组织断裂，并出现伤口；严重的创伤可有肌肉、肌腱、神经的断裂和骨折。伤口愈合取决于组织的再生能力和损伤程度，而组织的再生能力又与伤员的全身功能状况及局部的受损情况有关。一般来说，年龄小、营养充足、功能状态好，则愈合较好；反之，则较差。从局部看，坏死组织少、血液供应好，无合并感染无异物，则创伤愈合较好；反之，则较差。

3. 运动损伤

运动损伤是指在运动过程中所发生的各种损伤。预防和治疗运动中的损伤，应研究损伤发生的原因、机制、规律，并和教练员、运动者一起改进技术和训练手段，以提高运动成绩，延长运动寿命。

运动损伤对青少年造成的影响是十分严重的，不仅会导致青少年不能参加正常的训练和比赛，影响运动成绩的提高，缩短运动寿命，给人们带来严重的生理、心理影响，妨碍体育运动的正常开展，甚至还会导致残疾、死亡。因此，我们要了解损伤发生的原因、特点及规律，并深入研究，才能提出有针对性的防治措施，把运动损伤发生率及其危害降到最低限度。

二、运动损伤的分类

1. 按伤后皮肤或黏膜完整与否分类

（1）开放性损伤：即伤处皮肤或黏膜的完整性遭到破坏，有伤口与外界相通，如擦伤、刺伤、切伤及撕裂伤等。

（2）闭合性损伤：即伤处皮肤或黏膜无破损，没有伤口与外界相通，如挫伤、肌肉拉伤及关节韧带损伤等。

2. 按伤后病程长短分类

（1）急性损伤：指一瞬间遭到直接暴力或间接暴力造成的损伤，如肌肉拉伤、关节韧带扭伤等。

（2）慢性损伤：指局部过度负荷，多次微细损伤积累而成的损伤，或由于急性损伤处理不当转化来的陈旧性损伤，如肩袖损伤、髌骨软骨软化症等。

3. 按受伤的组织结构分类

何种组织损伤即为何种损伤，如肌肉与肌腱损伤，皮肤损伤，关节、骨损伤，滑囊损伤，神经损伤等。

4. 按伤情轻重分类

（1）轻伤：不影响工作和训练。

（2）中等伤：不能按原定计划训练。

（3）重伤：需停训治疗，如住院治疗。

5. 按损伤与运动技术和训练的关系分类

（1）运动技术损伤：即发生运动损伤与运动技术及运动项目密切相关，有的是急性损伤，如肱骨投掷骨折、跟腱断裂等，但多数属过劳伤，是慢性微细损伤逐渐积累而成的，如足球踝、网球肘等。

（2）非运动技术损伤：与运动技术无关的意外损伤。

运动损伤的原因

一、对运动损伤的预防认识不足

运动损伤的发生往往与运动组织者、学校体育教师、青少年运动者等缺乏对预防运动损伤的认识有关。由于他们平时没有注重安全教育，在训练和比赛中，也未采取行之有效的预防及保护措施，在发生运动损伤后也没有认真分析原因、总结经验，从而导致运动损伤的时常发生。

二、对运动动作和技能不熟悉

很多青少年对专项运动没有建立正确的概念，也没有熟练掌握运动技能，因此在运动过程中，容易因动作不到位、变形等原因造成运动损伤。从生理学的角度讲，无论哪种运动都是条件反射建立的过程，任何一种条件反射的运动定型不巩固，就会出现失误，从而导致运动损伤。此外，青少年心理素质差，比赛前紧张或过度兴奋、注意力不集中等均是致伤原因。

三、教学及训练安排不合理

1. 准备活动不当

准备活动的目的是使神经系统、运动系统和内脏器官充分动员，以适应运动的需要。首先，若不进行准备活动或准备活动不充分，会因肌肉力量、弹性和伸展性不够而导致运动损伤。其次，若准备活动量过大未遵守循序渐进的原则，或未做专项准备活动，或准备活动与专项活动结合得不好等，都容易导致青少年在运动中受伤。

2. 未遵守科学的训练原则

科学的训练原则就是严格遵循训练的客观规律，按照机体负荷大小与应激程度的适应性规律合理安排训练计划，主要包括系统性和循序渐进原则、个别对待和巩固性原则、自觉性和积极性原则等。

四、运动参加者自身状态不良

自身状态包括生理功能和心理状态两个方面。前者如睡眠不好、疲劳患病或伤病初愈等均可使青少年力量及动作协调性下降，注意力不集中，从而导致技术上的错误而致伤；后者如心情不愉快、恐惧、胆怯或急躁等情绪都容易发生运动损伤。

五、缺乏医务监督

青少年必须在运动前进行体检及运动技能评定，以便为教练员提供科学的信息从而合理地安排训练。因此，缺乏医务监督也是导致运动损伤的重要原因之一。

六、场地、器材、服装不符合卫生要求

场馆光线不符合要求，通风差，场地不平，过硬、过滑，器械表面粗糙，服装、鞋袜大小不适等，均是引起损伤的因素。

七、训练中缺乏保护和帮助

保护对体操与技巧项目尤为重要，不仅教练员要学会保护和帮助，而且青少年自身也要学会自我保护及某些支持带、护具等的使用方法，以减少损伤的发生。

此外，环境因素，如海拔过高、缺氧、阴暗天气光线不足、高温或寒冷

潮湿等，都会影响青少年运动参与者的健康而造成损伤。值得一提的是，如果青少年动作粗野、不遵守运动规则，也是造成损伤的重要原因之一。

运动损伤的预防原则与方法

运动损伤的预防可从技术上分为一级预防、二级预防、三级预防。一级预防的重点是提高健康水平，防止损伤发生；二级预防的重点是早期诊断、早期正确治疗，阻止功能丧失（即治疗）；三级预防的重点是减少或纠正存在的功能障碍，防止潜在疾病的发生（即康复）。

运动中及时提供预防损伤的建议是非常有价值的。实践中既可使用常用的预防损伤技术（如对踝关节进行支持带加固），也可使用针对青少年运动参与者专项的技术（伤前消除潜在的致伤因素）训练来预防损伤的发生，对青少年既往损伤的问诊是损伤预防的开始，而通过讨论其治疗提出的预防建议及预防策略需与教练员配合才会被执行。此外，在青少年运动员的医学筛选中，也要努力发现潜在损伤的可能性，做好损伤预防工作。青少年运动员在入队集训前及训练中，都应进行体格检查，尤其是对伤病的检查。如果患有先天畸形，畸形部位又是该项目负担较重的部位，则不宜从事该项目的训练。例如，腰椎先天畸形不宜从事体操、举重等腰部负荷较大的项目；有副舟骨者不宜从事跑跳项目。青少年在训练中应进行定期普查，普查时应根据专项特点重点检查易伤部位，早期发现各种劳损性损伤，以便与教练员配合给予及时处理，合理安排训练。

人体合理的运动生物力学结构是预防损伤的最主要因素。除此之外，其他有利于预防损伤的重要因素包含准备活动、伸展、合理安排训练、运动保护器材、贴扎术及加强易受伤关节的力量训练等。

一、准备活动

1. 准备活动概述

准备活动时间以 15 ~ 30 分钟为宜，强度应依照项目而定，有些出汗但不感疲劳是主观测定强度的一个指标。准备活动的效果可持续 30 分钟，所以不要过早地进行准备活动。参加运动之前要做准备，不同种类的运动要有不同的准备活动。全面合理的准备活动必须由一般性和专项性两种类型组成，一般性的准备活动包括跳、慢跑、牵拉、抗阻力量练习等，专项性的准备活动包括即将从事的运动项目所涉及的专项动作。

专项准备活动是指与专项运动相似的一些练习，其动作结构、节奏、强度等尽量与专项运动一致，所以不同专项运动的专项准备活动内容和时间都不相同。如，篮球比赛前所做的投篮、跑篮、传球等练习，足球比赛前的传球、射门等练习。

2. 专项准备活动

（1）带球巡回接力赛：

【场地、器材】标志物 10 个，足球 2 个。

【方法】把队员分为人数相等的 2 组，纵队站好，排头队员手持 5 个标志物，2 组距离 30 米终点处各摆放一个足球。听到开始的口令后，排头队员快速向终点跑。在跑动过程中，把 5 个标志物任意放在跑动路线上后，到终点处运球回来，依次绕过所摆放的标志物，把球交给第 2 名队员。 第 2 名队员运球依次绕过所摆放的标志物，把球放在终点处，在跑回来的过程中，收集齐本队的标志物，回到起点后交给下一名队员。依次循环，最先完成的一组获胜。

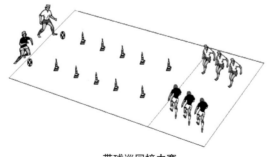

带球巡回接力赛

（2）运球接力：

【场地、器材】20 米 ×20 米场地，足球 2 个，标志物 16 个。

【方法】直线摆放标志物 8 个，间距 2 米。学生分为 2 组，队首队员运球依次绕过标志物后，快速运球交给下一名队员，依次进行，先完成组获胜。8 个标志物呈"之"字形摆放，学生从外侧曲线运球至终点，从 2 排标志物中间把球传回，依次接力。

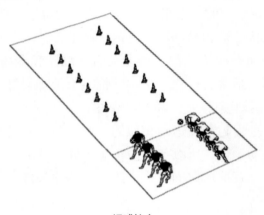

运球接力

（3）控球比赛：

【场地、器材】15 米 ×15 米场地，每人 1 个足球。

【方法】场地内队员自由运球，设置一名无球队员实施抢截球。第一阶段中，如抢截者碰到足球，则 2 人交换。第二阶段中，如抢截者碰到足球，则 2 人同时实施抢截，直至剩下最后一名队员成为控球大师。

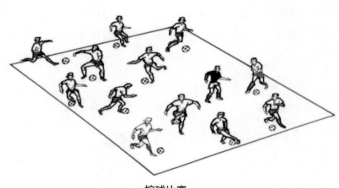

控球比赛

（4）足球高尔夫：

【场地、器材】半块足球场，标志杆若干，足球若干。

【方法】场地内由标志杆分别在四角与中间摆放 6 个小球门，球门间距离稍大。2 人一球，由任何一个球门开始比赛，双方预先指定好攻击的球门，看谁能用最少的触球次数完成射门。要求触球后立即跑动跟上球。触球次数多的为失败方并接受惩罚，由胜利者指定下轮攻击的球门。依次循环。

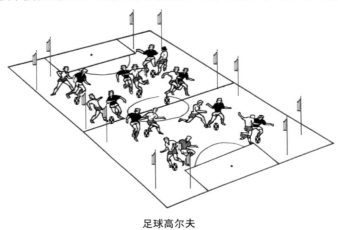

足球高尔夫

（5）夹球蹦蹦跳：

【场地、器材】10 米 ×10 米场地 4 个，足球 2 个。

【方法】学生分为人数相等的 2 组。队首学生将足球夹于两腿间，采用蹦跳的方法前进。在前进的过程中，手不允许扶球。球掉了以后应停止前进，将球重新夹好以后才能从掉球的地方继续前进。跳至标志物返回时，快速运球回起点，交给下一名队员。

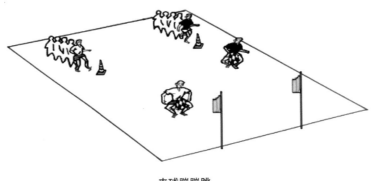

夹球蹦蹦跳

二、伸展

柔韧性是身体素质的一个重要方面，大幅度顺利地运动关节的能力是良好功能的重要表现。某些关节、肌肉可由于损伤、活动过度或不活动而导致僵硬，并有一定的遗传因素。

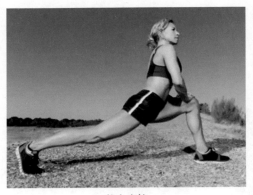

静态牵拉

加大关节的柔韧性可以减少肌肉韧带的损伤及肌肉的酸痛。由于损伤的多重因素所限，损伤与柔韧性的特殊关系还无法确定。除了体操项目的柔韧性可加大关节的活动范围、提高体操的成绩之外，其他项目中柔韧性对提高成绩、防止损伤的作用也越来越多地受到重视。

1. 伸展法的分类

伸展法可分为静态牵拉、震荡牵拉和本体感觉神经肌肉促进法（PNF）。

（1）静态牵拉法：静态牵拉练习是缓慢柔和的，持续时间为 30 ~ 60 秒，运动幅度以感觉不难受为度。这是提高柔韧性的最好方法。

（2）震荡牵拉法：是肌肉韧带被拉伸到接近极限时，再由弹射力进一步牵拉，这种牵拉法最接近于运动实践所需要的动态柔韧性。但其缺点是由于急速的弹射力可以使肌肉反射性收缩，加大了损伤的可能性。这种牵拉可以用在伸展的最后阶段，之前应有准备活动及静态牵拉。体操、芭蕾舞训练中，经常采用这种方法。

（3）本体感觉神经肌肉促进法：是变换收缩和放松达到伸长肌肉、肌腱、韧带的目的。理论依据是肌肉收缩后放松可以加大，同时拮抗肌的收缩也可以加大主动肌的放松。

运用不同的神经肌肉伸展法可以更好地增加柔韧性，但其不足之处是肌肉可能会被过度牵拉，练习时应知道什么时候会出现损伤的危险。牵拉的原则：①准备活动后做拉伸运动；②运动前后拉伸肌肉；③拉伸肌肉时要慢而柔和；④肌肉拉伸到紧张但不感觉疼的位置（拉到疼时会引起肌纤维拉伤）。

2. 伸展练习方法

（1）肩胛伸展：此动作可伸展肩关节周边的肌肉，对于举重和投掷性运动特别有帮助。

【方法】双脚站立与肩同宽，双膝微弯。将左手越过身体，手肘微弯。并以右手固定于左手肘处，然后将左手臂向身体靠，直到感觉到肩膀的肌肉紧绷。换边再重复相同动作。

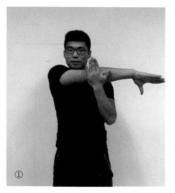
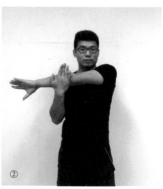

肩胛伸展

（2）上背部伸展：此动作主要是伸展上背部的肌肉，对于投掷性的运动特别有帮助。

【方法】手指交扣，掌心向外，将双手抬至胸前高度并伸直手臂，锁住手肘并将双臂向前推出。

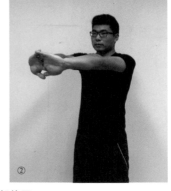

（3）背阔肌伸展：此动作伸展背阔肌，适用于举重、划船与田赛选手。

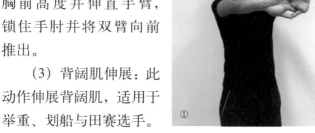

上背部伸展

【方法】站立于一能支撑体重的支撑物前，以双手抓握并将身体往后倾，屈膝。双腿向地面施力，手臂向后拉。

（4）胸大肌伸展：此动作主要伸展胸部上缘的肌肉，可以放松肌肉并增加柔软度，有助于投掷性动作训练后的恢复。

【方法】站立在稳定的直立支撑物旁。将一手置于支撑物后，保持上臂与肩膀在同一平面。将身体慢慢向前推出，直到胸部肌肉有伸展的感觉。

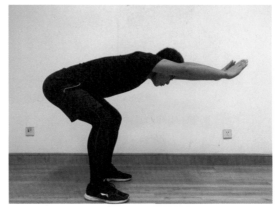

背阔肌伸展

（5）髂胫束伸展：跑步、健走、体操和舞蹈运动员经常进行此伸展动作，可预防膝部外围发炎（髂胫束综合征）所造成的疼痛。

【方法】身体直立，双脚打开与髋部同宽。将一脚跨过另一脚同时再将对侧的手臂高举过头以维持平衡。换另一侧再重复此动作。

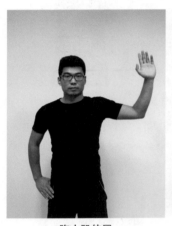 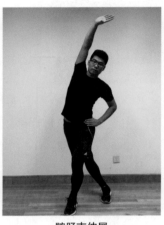

胸大肌伸展　　　　　　　髂胫束伸展

（6）梨状肌伸展：坐姿的梨状肌伸展比站姿的髂胫束伸展要更进阶，因为此动作需要较佳的髋关节柔软度才能正确执行。对于跑步、健走、体操和舞蹈运动员而言，此伸展动作可以预防发生髂胫束综合征。

【方法】双腿伸直坐在地面。将一腿屈膝并跨过另一腿，被跨过的腿保持伸直平贴地面。一手撑地使身体稳定，另一手环抱膝盖外侧，然后慢慢加压直到髂胫束有被伸展的感觉。

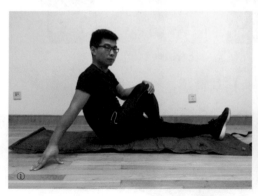 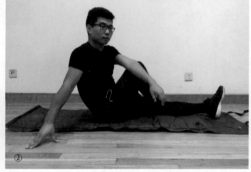

梨状肌伸展

（7）股四头肌三点伸展：此动作伸展大腿的股四头肌，可增加膝关节的柔软度。适用于任何腿部训练之后。

【方法】①站立并背对板凳或稳定的支撑物，单脚屈膝并置于支撑物上，保持身体直立和抬头；②慢慢弯屈支撑脚的膝关节，身体下放直到对侧大腿感到被伸展；③支撑脚小腿用力将身体推起，回复到起始姿势。重复伸展另一腿。

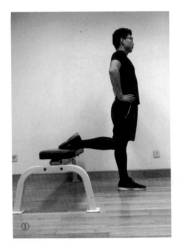 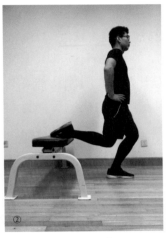 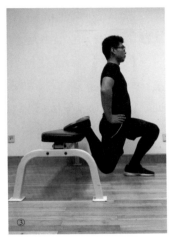

股四头肌三点伸展

（8）腿后肌伸展 I：任何涉及反复屈膝的运动，如跑步，都会造成腿后肌的紧绷。此伸展动作有助于预防腿后肌的伤害。

【方法】平躺于地面，并伸直双腿。依次将一脚抬起，并保持膝关节伸直固定，然后将脚趾头朝向身体方向拉。柔软度较好的运动者，可将大腿拉近身体，增加伸展强度。

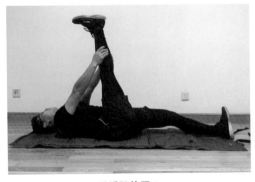

腿后肌伸展 I

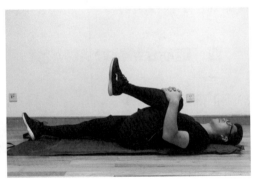

腿后肌伸展 II

（9）腿后肌伸展 II：此动作可伸展大腿后侧所有的肌群，同时放松紧绷的肌肉，减轻下背部的压力。注意应缓慢地伸展并且避免在肌肉完全伸展时的弹震。

【方法】平躺于地面，并伸直双腿。将左膝弯屈，并慢慢拉向胸口，直到肌肉有被伸展的感觉。保持后脑勺与地面接触。放松然后回复起始位置，换另一侧进行。

（10）内收肌群伸展：此动作可伸展内收肌群或鼠蹊部肌肉，是很多运动维持髋关节柔软度的方法。

【方法】保持身体直立，双手置于髋部。弯屈左膝，使膝盖的位于脚的正上方，右腿保持伸直与脚掌贴地。将身体慢慢移向左侧。放松然后回复起始位置，换另一侧进行。

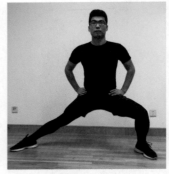

内收肌群伸展

三、合理安排运动

不恰当地安排运动项目是造成运动损伤的常见潜在因素，科学运动是预防损伤的基础。学校体育教师及青少年不仅应了解运动的每一个环节，了解每个环节与损伤的关系；还应了解青少年的运动史，了解其运动技能水平，从中找到与损伤有关的因素，及时采取措施，防止受伤。一旦确定某个因素与损伤有关，应立刻改正。如果要达到训练目的应遵循超负荷原则，可以完成的运动负荷虽然会使机体产生疲劳，但这种负荷强度不会导致损伤，且不能超过负荷的极限。

所有运动项目均应遵守的训练原则如下：周期性原则、特定性原则、超负荷原则、个体性原则。

四、运动保护器材

正确选择和使用运动保护器材对防止多种损伤的发生具有重要作用。不仅在直接接触和对抗的运动中如此（如足球、曲棍球、长曲棍球），在非直接接触的运动中也是如此（如网球）。运动保护器材的维护要求应有相应的标准，包括如何维持其良好的状态及何时停止使用。使用破旧、损坏、不合适的器材，会增加损伤的危险性。

任何情况下，保护器材的选择和购买在运动的健康防护安全等级中，都是主要的决定因素。

五、贴扎术

运动中必要的保护和帮助可避免意外事故的发生，增强运动参与者的信心。青少年必须根据项目特点学会自我保护的方法，教练员、体育老师也应熟练掌握保护与帮助的技术，建造一些必要的保护设施。此外，青少年还必须学会正确使用各种保护支持带，以减少损伤的发生。贴扎术对保护运动参与者和治疗运动损伤具有非常重要的作用。每种技术都需大量实践才能做到熟练运用，运动损伤预防中，常用的是弹力绷带和粘布保护支持带。

伤口包扎

1. 弹力绷带

绷带运用得当可在运动创伤的预防和恢复过程中起非常重要的作用，但不仔细或不正确地使用绷带则可能导致不适，甚至污染伤口，或阻碍创伤的修复和愈合。因此，绷带运用既不能太紧而影响循环，也不能太松而导致敷料滑脱。

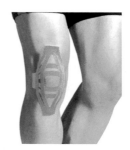

弹力绷带

运用弹力绷带进行包扎时，应由优势手拿绷带，将绷带一端置于伤处另一手按住。优势手逐渐松开绷带进行缠绕。缠绕时应注意用力均匀，环形缠绕时还需注意绷带常常需要从一手交换至另一手。

为取得最佳效果，缠绕时应用力均匀，缠绕固定，但不应过紧。过分或不均匀的压力均可能阻碍局部的正常血流。绷带包扎注意事项：

（1）包扎局部应置于肌肉收缩和循环的最佳位置。

（2）用中等压力进行多圈数的包扎，要优于压力过大、圈数少的包扎。

（3）绷带的每一圈应盖住上一圈至少 1/2 以上的部分，以防运动时滑脱。绷带滑脱可能会刺激皮肤。

（4）包扎肢体时，应经常检查手指、脚趾看有无循环障碍。肢体出现异常的冰冷，指、趾青紫都是绷带压力过大的体征。

弹力绷带包扎一般都以环形包扎起始。如果可能，最好从肢体远端如腕、踝关节开始，逐渐向上。包扎结束后，应用固定技术进行固定。常用的固定技术有打结和使用黏合剂。拆除粘带可使用解开或剪开的办法，但不管使用哪种办法，都要注意不要造成额外的损伤。

2. 粘布保护支持带

直接在皮肤表面使用粘布时应进行一些处理。运动中的汗液和沾染上的尘土将使得粘布不能很好地黏附于皮肤上，因此使用粘布时，应先用肥皂和水将皮肤表面的尘土和油脂除去。同时，应将毛发刮除，以防去除粘布时引

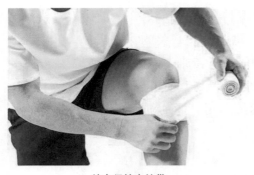

粘布保护支持带

起额外刺激。

合适的粘布宽度取决于被覆盖部位的面积。角度越小，粘布就应越窄，以贴合被覆盖部位的轮廓。如手指和脚趾通常使用 1.25 厘米或 2.5 厘米的粘布；踝关节使用 3.75 厘米的粘布；而皮肤面积较大处，如大腿和后背，则使用 5 ~ 7.5 厘米的粘布。

应该注意，不正确使用支持粘布将加重现有损伤或干扰机体的正常活动，引起损伤。不同部位保护支持带的使用方法不同，以下面几个部位为例加以介绍。

（1）手及腕部保护支持带：

• 并指粘布固定：用于新鲜或陈旧的指间关节扭伤和侧副韧带断裂。将伤指与健指固定在一起，中间垫少许棉花，以健指为夹板。注意两条粘布的位置不应妨碍各关节活动。

• 拇指"8"字粘布固定：用于拇指关节扭伤。支持带的缠绕方向应因韧带伤部的不同而不同，有的在掌侧，有的在背侧。

（2）膝部保护支持带：膝关节韧带损伤的支持带，伤员膝关节微屈，用宽约 4 厘米的粘布粘贴。膝关节前十字韧带损伤的支持带，要将两端纵形切开使成"X"形，将其交叉置于腘窝部，4 个头向前交叉拉紧，分别固定于大腿的下端及小腿的上端。最后以弹力绷带裹缚。

（3）踝关节保护支持带：踝关节保护支持带用于踝关节的创伤性关节炎（足球踝）、腱鞘炎及韧带损伤。

• 侧副韧带损伤保护支持带：踝关节固定于微外翻位，保护支持带走向是起于内踝，止于外踝上部，用于保护外侧副韧带。

• "足球踝"保护支持带：在侧副韧带损伤保护支持带包扎方法的基础上进行锁跟，用强力绷带或粘布支持带固定，用以防止并限制踝关节的异常屈伸与内外翻活动。

3. 肌内效贴

肌内效贴的名称来源于"运动机能学（kinesiology）"，运动机能学是一门正确地将各种运动的基本原理与应用统合而形成的学问，以供运动员以及康复物理治疗从业人员参考运用，以达到更好的运动效果，并促使运动伤害部位早日恢复机能。肌内效贴布 (kinesio) 主要被用于预防和治疗由运动损伤而造成的疼痛、肿胀和功能障碍，也被用于提高运动者肌肉功能及改善肌肉疲劳。

（1）肌内效贴六种基本剪贴形状及相应说明：

• "I" 型（原型）：当固定端位于贴布一端，对局部软组织提供单一方面强大引导力量，可以引导筋膜，促进肌肉收缩及智齿软组织；当固定端位于贴布中点，可针对痛点促进循环代谢，以贴的方向决定肌肉放松或是诱发收缩；当固定端位于贴布两端，则提供最大的固定效果。

• "Y" 型：剪裁对半的胶布能调整肌肉张力以及促进循环代谢，适用于放松紧绷肿胀的肌肉或促进协同肌肉收缩，引流效果较 I 型为佳。

• "X" 型：可促进固定端位置的血液循环及新陈代谢，有效达到止痛的效果，也就是所谓的痛点提高贴布。

• 散装型：依靠较多分支贴布牵动皮肤所形成的池穴效应以及贴布褶皱产生的方向性，将组织间液导引往最近的淋巴结来改善组织液滞留的情形。尾端贴布需覆水肿的肢体或血液淤积的局部区域，或以重叠交叉的网状贴扎，强化引流效果。

• "O" 型：两端均为固定端，稳定效果好。中段剪裁对半的贴布则能维持肌肉张力，以及促进循环代谢，可减少软组织因长期固定化而衍生的萎缩或废用等不良反应，适用于骨折及软组织撕裂伤。

• 灯笼型：稳定效果好，而中段散装型贴布则能促进淋巴液引流，有效改善局部水肿或淤血的问题，适用于骨折或软组织拉伤并伴随有局部水肿或血肿者。

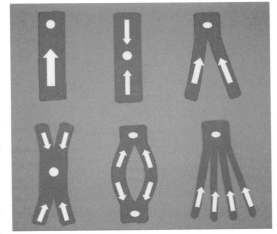

肌内效贴的六种基本剪贴形状

（2）肌肉效贴具体部位贴法的图示说明：

• 腕部：适用于手腕水肿。贴布时，须将手腕完全伸展，其作用范围可达覆盖面的 90%。

肌内效贴

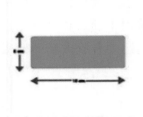
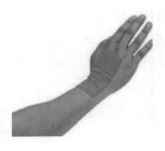

腕部贴法

• 踝部：有消除水肿的作用。贴布时，呈仰卧位，足部放松即可，采用交错的爪型贴布效果最好，其作用范围可达覆盖面的 100%~110%。

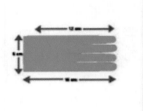
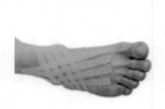

踝部贴法

• 背部：可用于肌肉拉伤。贴布时，呈坐位，须弯腰延展背部筋膜，采用 Y 型贴布可扩大治疗面积，其作用范围可达覆盖面的 90%。

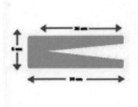
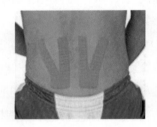

背部贴法

• 膝部：适用于跳跃膝。贴布时，膝部须弯曲约30°，"Y"型贴布应沿着髌骨两侧到髌骨上方结合，其作用范围可达覆盖面的 100%。

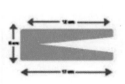
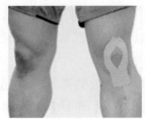

膝部贴法

• 肘部：适用于肱三头肌炎。贴布时，呈坐位，须将手臂完全屈曲，使"I"型或"Y"型贴布顺着肌肉走向，其作用范围可达覆盖面的 100%。

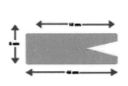 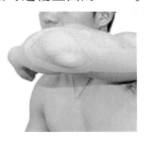

肘部贴法

• 腿部：适用于小腿拉伤、跟腱炎。贴布时，呈俯卧位，踝部须完全背屈，贴布顺着肌肉两侧走向，其作用范围可达覆盖面的 100%。

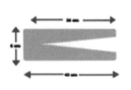 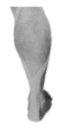

腿部贴法

六、加强易受伤关节的力量训练

加强易受伤关节周围肌肉的力量训练，同时调整关节周围拮抗肌群的力量平衡，可起到稳固和保护关节的作用。

关节周围强大的肌群可以使得关节稳定性加强，分担运动中关节承受的部分负荷，从而起到预防关节损伤的作用。例如，髋关节的肌腱本身可以起到保护固定关节的作用，三角肌可对肩关节起到保护作用，腰腹肌群可对腰椎起到保护作用等。

一些活动度较大的关节周围的拮抗肌群力量的不平衡，如肩关节旋前、旋后力量，腰腹伸展力量，膝关节伸屈力量的不平衡，也常常是运动损伤发生的诱因。拮抗肌群之间的力量不平衡，就不能有效减速来控制肢体的运动幅度，从而导致关节周围肌腱和韧带的损伤。此类情况在肘关节，膝关节损伤中非常多见。例如，网球运动中好发的肩关节损伤就与肩关节旋前、旋后肌群力量严重不平衡有关，通过适当加强旋后肌群的锻炼，调节两种对抗力量的平衡可以很好地预防肩关节的损伤。足球运动中好发的膝关节损伤，可以通过加强股后肌群的训练从而使膝关节伸屈力量的严重不平衡状况得以明显减弱。运动员中大量存在着腰部疼痛，一般认为与躯干前后肌群力量不平衡有关，后力量不平衡容易导致腰椎和周围韧带的劳损。

在进行身体肌肉力量训练时要注意以下三点：①在进行系统力量训练之前应对青少年的肌肉力量进行较系统的评价，发现力量训练的薄弱环节，有针对性地加强薄弱环节的力量训练；②要注意测试拮抗肌群之间的力量比值是否合理，力量训练时必须保证拮抗肌群负荷的一致性，以保证拮抗肌群力量比值合理；③练习时还应考虑运动项目的特点，比如是以爆发力为主或是耐力为主，不同的项目应采用不同的训练负荷，以便在提高防伤能力的同时，提高运动成绩。

运动损伤的一般处理原则和方法

一、常见运动损伤的现场急救

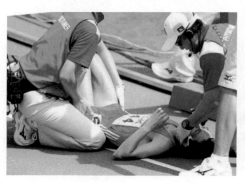

随着社会经济的发展和医疗保健水平的提高，一些严重威胁青少年健康的感染性疾病和营养障碍问题已得到有效控制，而青少年日常意外伤害的发生率则有日益上升的趋势，并逐步成为青少年第一、第二位死因。通常青少年是健康问题最少、死亡率最低的人群，但意

外伤害以其发生率高，并可能会造成残疾及身心痛苦而成为目前影响青少年健康和生命安全的首要因素。伤害是全球范围内导致青少年死亡的主要原因，是 9 岁以上青少年的首位致死因素。

运动伤害是其中一种，是青少年伤害的主要原因，运动伤害严重阻碍青少年进行体育活动，不仅影响青少年正常的学习和生活，而且还对其未来的健康产生影响。同时，运动伤害给青少年及其家庭带来了极大的经济和精神负担。

有研究发现，下肢的踝、膝，上肢的手、肘、腕部损伤占所有损伤的63.31%，其中踝部和上肢的手、肘、腕部的损伤比例最高。青少年在运动项目上，表现为篮球、长跑、短跑等运动项目伤害发生比例较高。这是因为学生准备活动不充分，关节及韧带没有充分拉开所致，有的学生甚至不做准备活动就开始剧烈的活动，自我保护意识差。

运动有利于青少年身心健康，对青少年的健康成长起着重要的作用。如果在运动中不注意保护和安全，就会对自身的健康产生很大的影响。采取科学的防护方法，可以预防和控制伤害，且其效果十分显著。

如果不幸在运动中发生了运动损伤，那么在运动现场对伤员采取迅速合理的急救，不仅能挽救伤员的生命、减轻痛苦和预防并发症，而且还可以为进一步治疗和康复创造良好的条件，这就是运动损伤的急救。

1. 运动损伤现场急救的基本原则

（1）保证生命安全：当发生损伤之后保证生命安全是第一位的。仔细迅速地评价运动参与者的伤害情况不仅可以及时挽救其生命，而且可以防止进一步的损伤。如果伤员出现意识障碍，在迅速呼叫急救人员的同时，随即进行重要生命体征检查。检查的内容包括气道、呼吸和循环，即 ABC 原则：

• A= 气道（airway）：气道通畅是保证呼吸功能正常的基本条件，应首先检查气道是否通畅。

• B= 呼吸（breathing）：通过倾听有无呼吸声音，感觉有无气流通过伤员口鼻和观察有无胸部起伏可以做出判断，如果呼吸停止应立即进行人工呼吸。人工呼吸的方法将在后面介绍。

• C= 循环（circulation）：血液循环是否正常，通常采用检查脉搏的方法。一般检查腕部或颈部动脉搏动情况，如果伤员的呼吸和心跳都正常，便可以进行下一步的损伤情况检查。

（2）控制大出血：完成生命体征检查后，要检查有无大出血；在进行心肺复苏的同时要及时处理大出血。任何的动脉或无法控制的静脉出血都会危及生命，如果伤员发生严重出血，立即采用下列步骤进行处理：①寻求急救人员的帮助；②用消毒纱布或洁净的棉布覆盖伤口；③用手直接按在伤口的纱布上；④抬高患肢；⑤需要时处理休克。经过以上步骤处理后，出血应该停止，如果没有停止可以试着通过按压供血动脉来减少出血。

（3）控制可能加重全身状况恶化的情况：在止血的过程中，要注意控制可能导致全身状况加重的情况。在发生骨折、脊柱损伤、大出血时，除了损伤本身带来的影响之外，它们还可能导致机体发生更加严重的问题。如骨折不进行临时固定可能导致骨折断端损伤周围的血管和神经，脊柱损伤后不进行合理地固定和搬运会导致脊髓损伤，或者出血无法制止甚至出现失血性休克等。

（4）固定受伤肢体：骨折、关节脱位和半脱位、二度和三度的韧带撕裂必须用夹板进行固定，以防止组织的进一步损伤。

（5）处理慢性出血：固定损伤部位后，应及时处理刺伤、裂伤或切伤后的局部出血。

2. 人工呼吸和胸外心脏按压

当人体受到意外的严重损伤，如休克、溺水等，均可能导致呼吸和心搏骤停。此时如不及时抢救，伤员就会有生命危险，现场急救的最重要手段就是人工呼吸和胸外心脏按压。人工呼吸和胸外心脏按压须接受专业培训学习。

心肺复苏

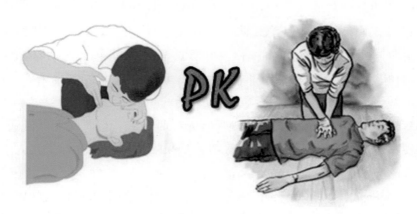

人工呼吸和胸外按压

3. 出血和止血

出血急救

在正常情况下，血液只存在于心脏、血管内，如果血液从血管或心腔流出到组织间隙、体腔或体表，称为出血。

（1）根据损伤血管的种类，出血可分为：

• 动脉出血：血色鲜红，血液像喷泉样流出不止，短时间内可大量出血，易引起休克，危险性大。

• 静脉出血：血色暗红，出血方式为流水般不断流出，危险性小于动脉出血，但大静脉出血也会引起致命的后果。

• 毛细血管出血：血色红，多为渗出性出血，危险性小。

（2）根据受伤出血的流向可分为：

• 外出血：体表有伤口，血液从伤口流到身体外面，这种出血容易发现。

• 内出血：体表没有伤口，血液不是流到体外，而是流向组织间隙（皮下肌肉组织），形成淤血或血肿；流向体腔（腹腔、胸腔、关节腔等）和管腔（胃肠道、呼吸道）形成积血。由于内出血不易发现，容易发展成大出血，故危险性很大。

（3）止血法：正常健康成人的血液总量为自身体重的 7%～8%，骤然失血达总血量的 20%，就可能出现休克，危及生命。因此，及时有效地止血非常重要。常用的外出血临时止血法有以下几种：

• 加压包扎止血法：用生理盐水冲洗伤部后用厚敷料覆盖伤口，外加绷带增加血管外压，促进自然止血过程，达到止血目的。此法用于毛细血管和小静脉出血。

• 抬高伤肢法：用于四肢小静脉和毛细血管出血。方法是将患肢抬高，使出血部位高于心脏，降低出血部位血压，达到止血效果。此法在动脉或较大静脉出血时，仅作为一种辅助方法。

• 屈肢加压止血法：前臂、手或小腿、足出血不能制止时，如未合并骨折和脱位，可在肘窝和腘窝处加垫，强力屈肘关节和膝关节，并以绷带“8”字形固定，可有效控制出血。

• 指压止血法：这是现场动脉出血常用的最简捷的止血措施。用手指压迫身体表浅部位的动脉于相应的骨面上，可暂时止住该动脉供血部位的出血。

• 止血带止血法：在四肢较大的动脉出血时，通常用止血带止血。在现场急救时，通常选用携带方便的橡皮管止血带，也可用宽布带或衣服条。

二、运动损伤的一般处理原则和方法

机体由于损伤而产生的局部组织反应，我们通常称为炎症。炎症是机体的防御反应，在损伤因子引起各种损伤性病变的同时，机体发生一系列复杂的反应，以局限和消灭损伤因子，清除和吸收坏死组织、细胞，并修复损伤。致使炎症发生的因素有很多，比如高湿、低温、紫外线等物理性因子，强酸强碱、尿素、尿酸等化学性因子，外力切割、撞击、挤压等机械性因子，细菌、病毒、真菌等生物性因子，以及免疫反应等。

运动损伤引起的炎症，通常是由肌肉和韧带损伤导致的直接或间接的创伤引起。直接损伤指由钝挫伤或突发性负荷造成的损伤，又称为宏观损伤，如肌肉或韧带拉伤。间接创伤是由亚极量负荷造成，引发一系列的临床表现，又称为微观损伤。通常来说，肌肉损伤有三种情况：①急性损伤，如 100 米项目中运动参与者由静止姿势的突发性加速时引起的肌肉拉伤，常伴有充血、水肿等炎症反应；②慢性劳损，是因过度负荷积累引起机体组织变性，造成细微损伤并伴随炎症反应，如损伤性腱鞘炎的发生是由于肌肉反复收缩牵拉肌腱，腱鞘受到过度摩擦或挤压而发生损伤引起炎症；③介于急性和慢性之间的损伤，集合了突发性过度负荷和负荷积累两方面的原因，如跳水运动员患慢性跟腱炎并发生跟腱断裂。肌肉损伤无论是直接的还是间接的，引起的炎症一般都是机械力和物理性因子引起的无菌性炎症，最终的结果是功能下降，并伴有炎症及组织内部的应力改变。

1. 开放性软组织损伤的处理原则

治疗开放性软组织损伤的目的是修复损伤的组织器官和恢复其正常的生理功能。我们在处理复杂伤情时，首先应解决危及生命和其他的紧急问题。对一般开放性软组织损伤可以局部治疗为主，基本处理包括止血、清创、修复组织器官和制动。开放性损伤一般均有不同程度的污染，需进行清洗消毒，尽量除去伤口中的细菌和其他污染物，然后根据不同损伤类型、部位进行处理。

以生活中常见的擦伤为例，擦伤是皮肤表面受粗糙物摩擦所引起的损伤，主要表现为皮肤表皮层损伤、脱落，真皮层也可能受损，有小出血点和组织液渗出。伤口无感染则易于干燥结痂而愈合，伤口有感染则可能发生化脓，有分泌物。小面积擦伤可用 1% ~ 2% 红汞液或紫汞液涂抹，不须包扎；面部擦伤宜涂抹 0.1% 苯扎溴铵溶液；关节部位的擦伤一般不用裸露治疗，否则容易干裂而影响运动，可用消炎软膏涂抹后包扎；大面积污染较重的擦伤，先用生理盐水冲洗伤口，然后在 1% 盐酸利多卡因局部麻醉下，用毛刷轻轻刷洗，清除异物，敷以 1‰ 乳酸依沙吖啶或凡士林纱布，加盖消毒纱布并用绷带加压包扎。此外，伤口应每日或隔日换药，必要时应遵医嘱服用抗生素。

2. 闭合性软组织损伤的处理原则

闭合性软组织损伤分为急性和慢性。

（1）急性损伤：是指由于一次暴力导致的损伤。伤者可以清楚地描述损伤的时间、地点及损伤动作。多由钝力或突发性过度负荷所致，如肌肉拉伤、关节扭伤、急性腰扭伤等。

• 早期：即 24 ~ 48 小时，表现为伤处出血、明显的炎症反应、明显的疼痛和功能障碍。此阶段的目的是尽快止血，防止或减轻局部炎症反应和肿胀，减轻疼痛。处理原则是适当制动，止血，防肿，镇痛，减轻炎症反应。可采用保护、休息、冷疗、加压包扎、抬高伤肢这些措施来进行处理，如果有严重疼痛的话，可以使用镇痛药加以控制，受伤部位局部轻微的主动或被动活动可以促进静脉血液和淋巴液回流，减轻肿胀。

• 中期：即 48 小时之后，表现为伤处的出血停止、急性炎症逐渐消退，但仍有淤血和肿胀，肉芽组织开始生长和长入，形成瘢痕组织。此阶段的目的是促进损伤部位修复。处理原则是改善伤部的血液和淋巴循环，减轻淤血，促进组织代谢和渗出液的吸收，加速再生修复。常见方法有热疗、按摩、针灸、拔火罐等，同时要根据受伤情况进行适当的功能锻炼，适当使用保护支持带，使受伤组织在保护下进行主动或被动的运动，以避免肌肉、关节和韧带的再损伤。

• 后期：损伤部位已经基本修复，但功能还未完全恢复，运动时仍然感觉疼痛、酸软无力，有部分人可能出现伤部僵硬，活动受限等情况。此阶段的目的是功能恢复，处理原则是增强和恢复肌肉、关节的功能，可采用热敷、按摩、拔罐、药物治疗（如外敷活血的药物）、中药外敷或熏洗等方法。同时，应根据伤情进行适当的功能锻炼，以保持神经肌肉的良好状态。

（2）慢性损伤：是由于反复微细损伤的积累，或者是由于急性损伤后处理不当，过早恢复训练导致的损伤性病变，这类患者常常无法说明损伤发生的确切时间及损伤动作。处理原则是改善伤部血液循环，促进组织新陈代谢，注意合理安排局部负担量。治疗方法以按摩、理疗、针灸、封闭和功能锻炼为主，适当配以药物治疗。

三、常见运动损伤的处理

1. 踝关节扭伤

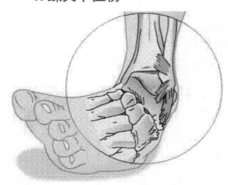

裸关节的扭伤

踝关节扭伤位居关节韧带损伤的首位，多发生在球类、田径、体操、滑雪、跳伞等运动项目中。运动过程中，由于场地不平、碰撞、跳起落地时失去平衡，或不慎踩在他人足上，均可造成踝关节过度内翻、跖屈或外翻等情况的踝关节韧带损伤。

踝关节扭伤后，内侧或外侧会出现迅速的局部肿胀，并逐渐波及踝前部及足背。伤后，应立即给予冷敷，加压包扎，抬高患肢，固定休息，外敷新伤药。固定时应将损伤韧带置于松弛位，即外侧韧带损伤置于外翻位，反之亦然。疑有踝关节韧带完全断裂或合并有踝部骨折者，经现场急救处理后，应及时转送医院进一步诊治。

2. 骨骺损伤

骨骺是青少年生长发育期间存在的一种重要组织结构，骨骺损伤是青少年时期特有的骨损伤。随着年龄的增长，人体的长骨从软骨渐变成骨，等到骺软骨部骨化完全时，它与先期骨化的长骨干间以一具有生长能力的特殊软骨板骺板相隔。长骨的骨骺可分为受压骨骺和牵拉骨骺。受压骨骺位于长骨的骨端，它承受着由关节传来的压应力，参与关节的组成，属关节骨骺，其提供长骨的纵轴生长。当发生损伤或病变时，特别是滋养血管同时受累，就有可能造成骨的发育障碍，从而引起肢体长度和关节形状的改变。骺板的强度远不如肌腱和韧带，仅是它们的 1/5 ~ 1/2，这也是骺板极易损伤的重要原因。青少年骨骺损伤的易发部位为股骨头、胫骨粗隆、坐骨结节、跟骨结节、第二跖骨头、肱骨头、桡骨远端的骨骺等。按病因分类，骨骺损伤可分为急性损伤（骺板分离或骨折）和慢性损伤（骨软骨炎）。

骨骺分离或骨折的处理原则与一般骨折基本相同，需尽早整复和固定。

由于其愈合较快，一般固定 2 ～ 3 周即可。对下肢受压骨骺的可疑损伤要送医院检查，不负重休息 3 周。待局部肿胀消退，伤肢无压痛和肢体远端无纵向叩击痛时，方可解除固定，逐渐进行的功能锻炼。

对慢性受压骨骺损伤者应尽早发现，并采取正确治疗，减少和控制局部负荷，固定患肢，定期 X 线复查，直到骨骺完全恢复正常，方可逐渐进行关节功能活动和肢体负重。牵拉骨骺的慢性损伤，可适当减少或控制患部对该骨骺有牵拉作用的肌肉群的活动，减小牵拉应力，配合治疗。待局部肿胀、疼痛完全消失，方可恢复正常训练。

3. 掌指关节、指间关节扭伤

掌指关节和指间关节由掌骨与近节指骨及近、中、远各节指骨构成。掌指关节和指间关节扭伤多为手指受到侧方或扭转暴力，引起掌指和指间关节产生过度内收、外展或旋转而致伤，多发于篮球、排球、手球和水球等项目，以及足球守门员等。在运动过程中，手指被球撞击，或接球技术动作错误，皆可引起侧副韧带或关节囊损伤，严重者可引起掌指或指间关节脱位和撕脱骨折。

轻度扭伤、关节稳定性正常者，可于微屈位轻轻拔伸牵引，然后局部敷中药，固定。2 ～ 3 天后用舒活酒泡洗伤指，每天 2 次，每次 10 分钟左右，3 周后解除固定。掌指关节扭伤固定在屈曲 90°位置；指间关节扭伤可用胶布与伤侧邻指一起固定于微屈位。侧副韧带断裂及指间关节脱位者，应及时送医院诊治，手术治疗。

此外，指间关节扭伤不宜做局部按摩，以免过多刺激引起局部组织增厚。固定或敷药不能超过 3 周，以免影响指关节功能。凡是需要使用手指参加的运动，应加强手肌力量练习，以增强掌指、指间关节的稳定性。

4. 膝关节半月板损伤

半月板损伤是常见的膝关节损伤之一，多见于足球、篮球、排球、体操、跳跃、举重等项目，以及矿工、搬运工等。

急性期单纯半月板损伤有绞锁症状，应先理筋解锁。让伤者仰卧位，腘窝下垫枕，在膝部上下的大小腿部

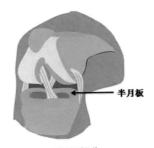

半月板损伤

位，用推摩、揉、揉捏和推压等手法，由轻而重地按摩，以放松肌肉。然后一手握住伤者踝部，另一首托住腘窝，轻轻屈伸膝关节，幅度由小到大，最后以最大幅度地屈伸 2～3 次。如果仍未"解锁"，可使膝关节在屈伸过程中，同时做内收或外展，或小腿内外旋的动作，即可"解锁"。整个过程的操作动作需要非常缓慢、轻柔，不能用蛮力。

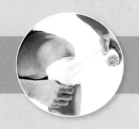

第四章
青少年营养与健康

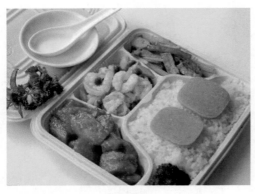

均衡膳食

青春期是生长发育的第二个高峰，也是人生过程中生长发育最旺盛的时期，这个时期生长速度约为童年期的2倍，是由儿童向性成熟期过渡的重要阶段。

青春期最引人注目的特点是：身体长高、体重增加、第二性征出现、智力发展。进入青春期后，不论是男孩、女孩，其身体形态和生理功能等方面都出现了很多变化。例如，女孩开始来月经；体脂开始积累，比原来增加至少17%；男孩开始变声；出现遗精现象；骨骼增长加快等。由于内分泌各种激素发生变化，对各种营养素的需求普遍增加，青春期孩子对各种营养的需求量远远高于成年人。

青少年时期的营养需要

一、糖类、脂肪、蛋白质

糖类、脂肪、蛋白质这三大营养素都参与身体结构成分的组成，不仅为身体活动提供能量，还要为身体的成长提供"原材料"。青春期所需要的热量比成年人多25%～50%，当这些"原材料"供应不足时，生长发育速度就会减慢甚至停止。有些处于青春期的女生为了保持身材，常常不吃主食，这种做法是不正确的。人体所需的热量主要来源于糖类，而糖类就来源于主食，如果热量不能很好地供应，会直接影响生长发育。

蛋白质是生长发育基础，身体细胞的大量增殖，其构成均以蛋白质为原料。糖类是供应机体活动的主要热量来源，尤其是对于喜爱运动的青少年，对热量的需求较高，足够的糖类供应可以节省蛋白质的消耗，以使蛋白质能更好地发挥建造和修补身体组织的功能。脂肪不仅能保持恒定体温，保存身体需要的能量，有助于生长发育，还能增加皮肤的弹性，保持女性特有的曲线美。不仅如此，月经初潮、性器官发育以及怀孕，都少不了脂肪的参与。

二、维生素

人体在生长发育过程中，维生素是必不可少的。它不仅可以预防某些疾病，还可以提高机体免疫力。人体所需的维生素大部分来源于蔬菜和水果。

根据溶解性质，维生素被分为脂溶性和水溶性维生素两大类。脂溶性维生素能储存于肝脏，水溶性维生素在体内储存甚少，必须每日摄取足够量以满足机体的需要。青少年容易缺乏的脂溶性维生素有维生素 A 和维生素 D，容易缺乏的水溶性维生素有维生素 B_1、维生素 B_2、维生素 C 等。维生素 A 主要存在于绿叶菜类、动物肝脏、奶制品、禽蛋中；芹菜、豆类等含有丰富的 B 族维生素；山楂、鲜枣、番茄及绿叶蔬菜含有丰富的维生素 C，应保证供给；多参加户外运动可以补充维生素 D。

三、矿物质

（1）钙是保持心脏、神经、骨骼健康的营养素，可保持体内酸碱度的平衡，缓解肌肉抽搐。

青少年缺钙表现为乏力、烦躁、精力不集中，易抽筋、龋齿，易感疲劳，易患感冒。

（2）铁是血红蛋白的组成成分，参与氧气和二氧化碳的运载和交换；也是酶的构成物质，对能量产生也是必需的。

青少年缺铁表现为心慌、气短、头昏、眼花、精力不集中等症状，可导致发育迟缓、抵抗力差、学习能力下降、人体微循环产生障碍。

（3）锌是体内 200 多种酶以及 DNA、RNA 的组成成分，是生长发育的必需物质。可调节激素的分泌，有效缓解压力，还可促进神经系统和大脑的健康发育，尤其是对于处于发育的胎儿。

青少年缺锌表现为食欲差，味觉迟钝或者丧失，严重时引起生长迟缓，性发育不良及免疫功能受损。

（4）碘是甲状腺的重要组成部分。碘具有促进蛋白合成、活化多种酶、调节能量转换、加速生长发育、促进伤口愈合、保持正常新陈代谢的重要生理作用。

青少年缺碘可导致甲状腺亢进，特别是青春期甲状腺肿大发病率较高。

（5）硒具有抗氧化性，可保护机体免受自由基和致癌物的侵害。还可减轻炎症反应、增强免疫力从而抵抗感染、促进心脏的健康、增强维生素 E 的作用，是新陈代谢的必需物质。

青少年缺硒可导致未老先衰、白内障、高血压等。

四、水

青少年体液占人体体重的 65%，可见水是生命之源。人体正常体温的维持需要水，摄入的食物在水中才能被吸收、利用，吸收的养分要通过血液才能到达全身各处，体内的废料要通过水才能排泄出体外。

青少年对营养物质的需求量大，其活动量大、代谢旺盛，从而导致需水量也较大。所以青少年每天要保证喝到足够的、卫生的饮用水。

然而，大多数青少年更喜爱用饮料来代替水。饮料一般都以糖、食用色素、糖精、香精等配制而成，即使是天然果汁一般也加了糖、色素等。若大量摄入饮料，就可能导致摄入过多的糖分和人工合成的色素。因此，青少年要注意不要养成只喝饮料不喝水的不良习惯。

青少年时期常见症状的营养建议

一、青春痘

85% 的青少年在青春期会长青春痘，不但会引起皮肤不适还会影响容貌。补对营养和正确护理皮肤是改善青春痘的两大法宝。

锌的缺乏会引起雄激素分泌失调，影响皮脂腺等的正常分泌，加重青春痘。建议多吃牡蛎、瘦肉、猪肝、鱼类、鸡蛋、豆类、小米等富含锌的食物。补充维生素 B 族、维生素 C 能改善皮脂代谢，缓解青春痘，建议多吃粗粮、新鲜蔬果、坚果等食物。辛辣刺激、油腻和含糖高的食物会刺激皮脂分泌，加重青春痘，要尽量少吃。

注意脸部清洁，每天洗脸 2 ~ 3 次，水温适中不能过冷或过热；经常洗头，保持头发卫生，能防止头发上的细菌沾染到脸部；避免用手挤捏痘痘。

二、近视

我国青少年近视率已超过 60%，学习压力大加上长时间使用电子产品导致用眼过度，小小年纪就戴上了眼镜。

建议坚持补充 β- 胡萝卜素，为眼睛提供营养，缓解眼睛干涩、眼疲劳，保护视力。"20-20-20-20"护眼法可避免长时间用眼，每看电子屏幕或者看书 20 分钟要休息一下，休息时要先眨眼 20 秒钟，然后看 20 英尺（大约 6 米）以外的物体，每次眺望远方至少 20 秒。

三、学业压力

青少年的学习压力大，会面临很多重要的考试，在考试期间的膳食安排一定要均衡多样化。

谷物类主食富含糖类，可以为大脑提供能量，建议每天选用大米、面条搭配粗粮、薯类。此外，蔬菜和水果富含维生素、矿物质，可使思维更加敏锐，头脑清晰，每天应摄入 400 ~ 500 克。肉、蛋、奶、豆类是补充优质蛋白质的首选食物，能保证充沛的精力来应对体力、脑力的巨大消耗，每天应喝 300 克牛奶，吃 1 个鸡蛋，100 ~ 150 克精瘦肉，豆及豆制品 50 克。建议每天摄入鱼类，尤其是海鱼。

四、青春期女生

1. 经期护理

青春期女孩月经来潮时，容易有痛经、乏力等不适。钙能改善经期不适，建议补充钙片和多摄入钙质丰富的食物。注意保暖，避免受凉；注意清洁，预防感染；避免剧烈运动，尽量不吃生冷、寒凉食物。

2. 乳房保健

在乳房发育时适当地穿戴胸罩有助于乳房的发育，建议选择通气、吸汗的棉质内衣，晚间睡觉时将内衣脱下。